たった一度の施術で、

人生が変わる……。

重傷患者3万人を救った

奇跡の治療法がここに！

痛みゼロの
最新筋膜リリース

六層連動操法

沖倉国悦
著

かざひの文庫

はじめに

私は理学療法士になって2年目まで、ストレッチやもみほぐしの施術ばかり行っていました。

そして、他の手技を習って試してもすぐに飽きてしまい、忘れてしまう、の繰り返しでした。その時は正直言って施術自体がつまらなかったのです。

だから施術中は患者様とおしゃべりをしていたり、施術とは関係のないことを考えていたり、退屈のあまりどのくらい時間が過ぎたか時計ばかりを見ていたことを思い出します。

もちろん最初からセンスがあった訳でもなく、また出来が良い方でもなく、いわゆる、落ちこぼれでした。

なぜつまらないと感じてしまっていたのか？

なぜ新しい手技を習っては飽きてしまっていたのか？

今だからこそ、明確にその原因が分かっています。

それは施術中、何も得るものがなかったからなのです。

新しい手技を習ったとしても、再評価をするまでの間の施術が暇な時間となっていたからでした。

そうです。施術実施中の手ごたえ、感覚がなかったからなのです。


また、手技を練習している時に「力を抜きなさい」と、いつも言われ続けていました。患者様を治療している最中に患者様を痛がらせてしまった経験も多くありました。


そんな十数年前の話ですが、今振り返ってみて、なぜそんなに力が抜けなかったのか？　考えてみると次の原因があると思っています。

それは、手技を行っていても自分が正しい方向に動かせている実感が湧かない。フィードバックが返ってこない。だから骨や筋の硬さを指標にして、力ずくで押し込もうとする、でした。

治療をして効果が出るのかどうかが不安なため、自分の感覚を追い求めるあまり、力が強くなってしまう。これに尽きていたと思うのです。

しかし、10年前、私は偶然の衝撃から生まれ変わりました。

そうです。六層連動操法を開発する瞬間が訪れたのです。

それ以来、施術中の手ごたえを追い続け、それが毎日の快感となっていきました。痛みと動きの評価と治療の感覚がリアルタイムに伝わってくる感動が常にありました。努力というよりは、面白い、もっとやりたい、といった強い気持ちが六層連動操法の原型を作り上げていったのです。

このリアルタイムに手で味わえる感覚を伝えたい人は、正に目の前の患者様でした。「六層の実況中継」をしていると、ある患者様からこんなことを言われました。「リハビリや沢山の治療院に通ったけれども、こんなに自分に真剣に向き合ってくれる人なんて今までいなかったわ」と。

六層連動操法のリアルタイムの感覚、「患者様への実況中継」をしていると、患者様はすぐに自分に信頼を寄せてくれます。それがまた嬉しくて、私の活力になっていったのです。

皆様にとって、施術とは何なのでしょうか?

苦手意識がある方、患者様が楽になる方向性が分からない方、施術中に他のことを考えることが多い方、六層連動操法はそんな方に最適だと断言できます。

六層連動操法の感覚は、筋膜が解放される感覚を通して治療の方向をコンパスのように指し示してくれます。明確な目標があるのです。

ですから、施術中の不安やぼーっと時を過ごすことはまずなくなります。

楽しみながらできる手技だからこそ、上達も速いです。脳の感覚野もどんどん成長していきます。

昔の私と同じように、ぼーっとしていた私の部下も、感覚を伝えたその日から六層連動操法のとりこになり、今では笑顔で施術をするようになりました。

現在、私は1日のうち約6時間を施術に費やしています。

一日で最も多くを費やしているのが、施術の時間なのです。

そして施術の時間が楽しくてなりません。


当時の私と同じような経験をしている先生はいらっしゃらないでしょうか?

この本を読み始めているあなたはもうお分かりだと思います。

六層連動操法はこの手の感覚を通して、またその手の感覚を養いながら、治療を進めていく徒手療法なのです。まさに幸せな人生を創り上げてくれる手技と言っても過言ではありません。

六層連動操法をぜひ、一度実践していただければ幸いです。

傷みゼロの最新筋膜リリース　六層連動操法　目次

PART 4 六層連動操法の実技

PART 5 治療の本質

PART 6 喜びの声

PART

1

痛みの根本原因

1 骨と痛みの関係について

リモデリングによって骨棘《こつきょく》が完成される

左のページのイラストをご覧ください。

左側のイラストが正常な骨、右側が異常な骨です。

ではどこが異常なのでしょうか。

私は学生時代に整形外科の勉強で「骨棘」を習いました。骨が変形してくると、最初の目安として字のごとく骨が尖ってきてしまいます。なので、この尖っている物体がある＝痛い。つまり、尖っている物体が刺さっているから痛いんだ、くらいにしか解釈していませんでした。

では実際、この尖っている物体の成り立ちは何なのでしょうか？

まず、関節が不安定になると膝の上の軟骨（大腿骨側）と下の軟骨（脛骨側）がこすれる回数が増えてきます。そうなると、軟骨に刺激が加わり続け、その刺激を受けた部分は破壊されてきます。

一番刺激を受けやすい部分は下の軟骨である脛骨の外側と内側の末端の部分です。そこが刺激を受け続けると関節包の内側の膜である滑膜に炎症が起こり、それと共に骨を溶かす破骨細胞という細胞増殖が行われるのです。

その後どうなるかと言うと、破壊

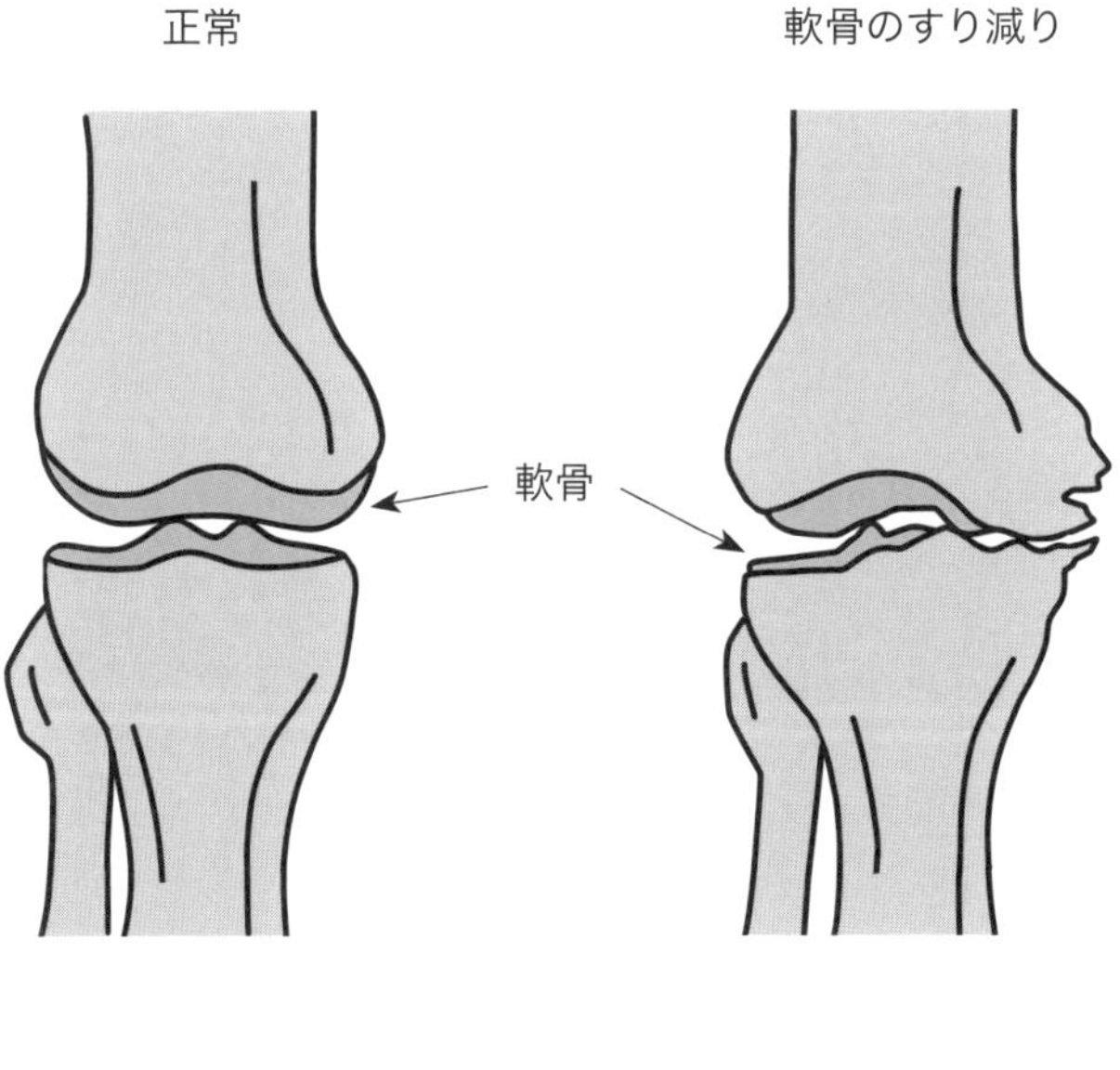

骨棘 骨のリモデリング

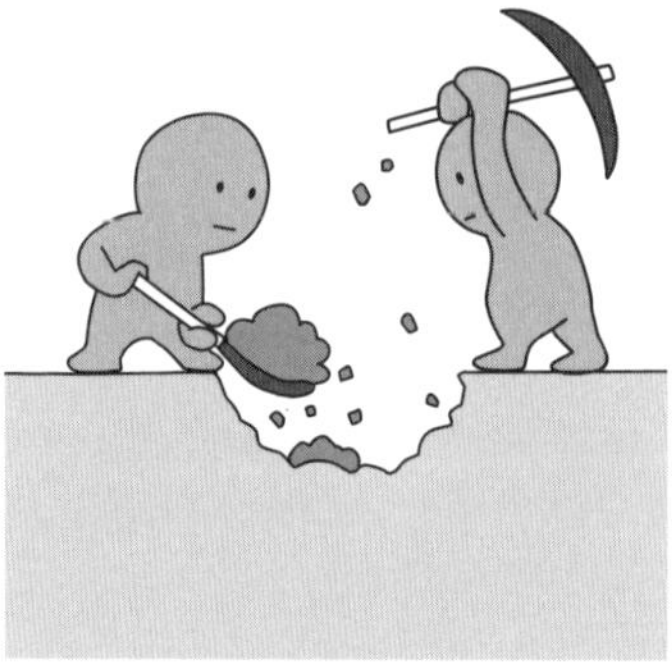

細胞が骨を壊す

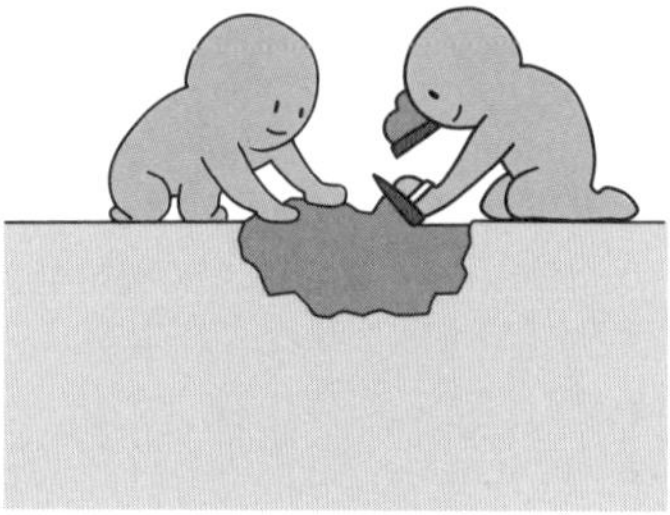

細胞が骨を作る

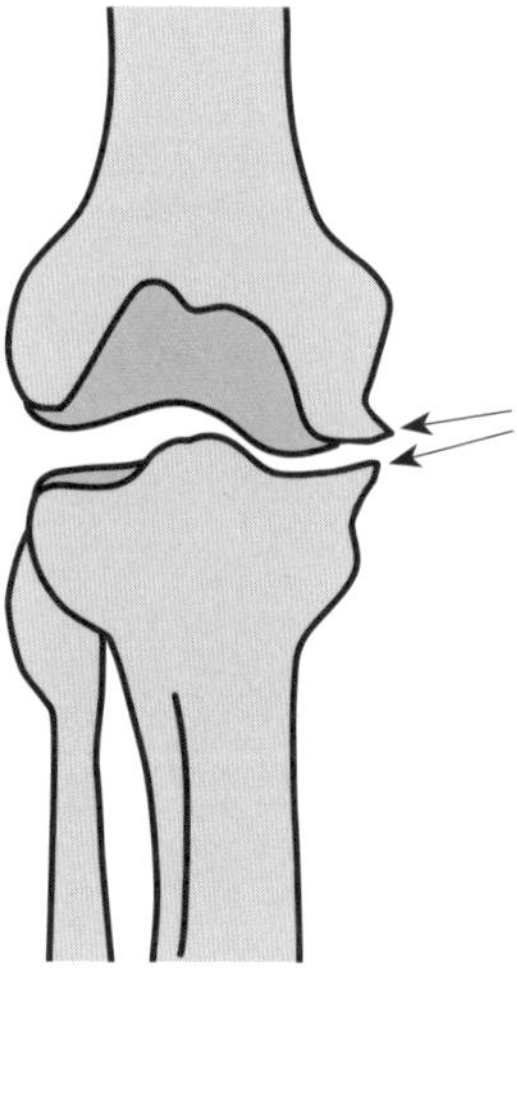

された骨部分は修復のために骨芽細胞によって骨が作られていきます。この破壊と再生を繰り返すことを骨のリモデリングと言いますが、このことによって骨棘は完成されるのです。

膝関節の脛骨は大腿骨を深く覆うような形、つまりお皿のふちが広がるように変形をしていき、むしろ骨棘は膝関節を安定させる方向に形作られた結果と考えても良いわけです。

つまり、骨の問題が痛みの原因ではないのです。

ではなぜ痛みが起こるのでしょうか？

ポイント

骨棘の問題が痛みの問題ではない。

2 痛みはなぜ起こるのか

外傷と傷害

原因が明らかなものと無意識に起こるもの

では、痛みが起こるメカニズムについて詳しく説明していきましょう。

大枠の原因は2つに集約できます。

一つ目は原因が明らかなものです。

たとえば、重たいものを持った瞬間、肩に激痛が走り、それ以来痛みが起こっているといったケースです。

この場合、明らかに肩に何かが起こった瞬間が分かっています。単純に肩関節に急な衝撃が起こったことにより、肩関節のどこかが損傷し、炎症症状が起こったわけです。このことを「外傷」と呼びます。

二つ目は無意識に起こるものです。たとえば、肩甲骨が動かなくなってしまったケースをあげましょう。

肩甲骨が動かなくなる要因の一つとしては、肩甲骨と胸郭（肋骨）の間の筋肉や筋膜が硬くなったことがあげられます。

そして、肩甲骨の先には上腕骨があり、その間は肩甲上腕関節という関節面になっています。肩甲骨が動かなければ、その関節面がぶつかりやすくなるわけです。

特に肩甲骨から隆起した肩峰と呼ばれる

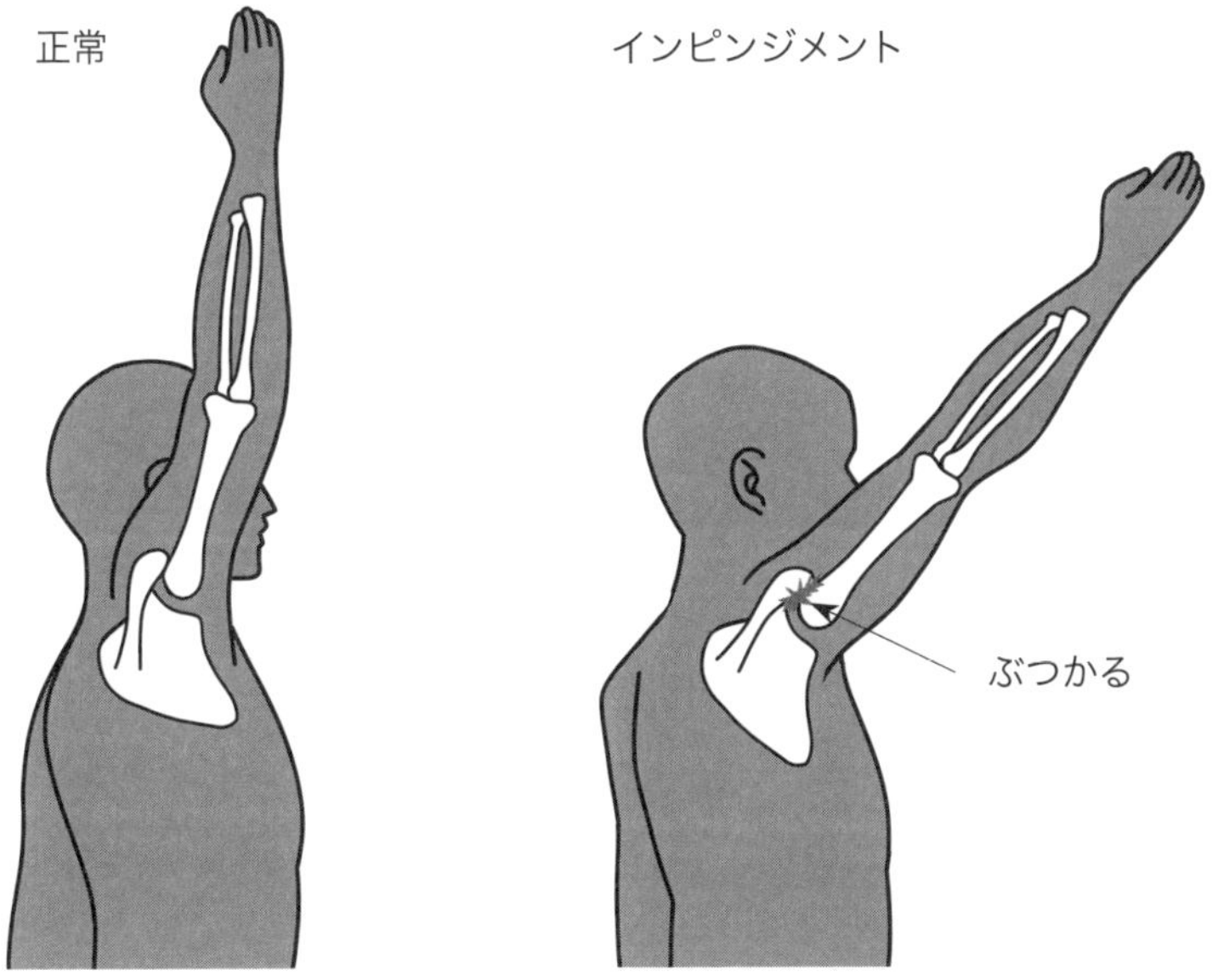

部分と上腕骨の上腕骨頭がぶつかりやすくなるのですが、この部位で衝突することをインピンジメントと言います。このインピンジメントが繰り返されることにより、その部位で炎症が起こりやすいのです。

二つ目のケースとしては、全身のゆがみや同じ動作の繰り返しにより、物理的ストレスが骨や筋肉に伝わった場合です。

急にスポーツをした次の日に踵が痛くなって、その後痛みが消えないといったケースを考えてみましょう。

足裏の踵部分には足底腱膜と言われる強靭な腱膜が付いていて、ここに過度な張力が連続的に働いたことで、踵の付着部に炎症が起こったと考えられるわけです。

また、膝関節が痛むといったケースを考えてみましょう。

高齢になり、膝がO脚に変形していくと、膝の内側部に過度なストレスが加わるようになります。これが続くことによって炎症が起こったのです。

このように繰り返し過度の負担が積み重なり、痛みを主とした慢性的に症状が続くものを「傷害」と呼びます。

これら二つの痛みが起こる原因には共通点があります。何が原因で痛みの慢性化が起こったかお分かりでしょうか？

原因は同じです。痛みの発症は「炎症」が起因となっているのです。

では、炎症はどのような仕組みで起きるのでしょうか。

次ページからお話しします。

ポイント

外傷も傷害も、痛みの原因は炎症。

炎症とは

炎症があるのかないのかの判断は慎重に

炎症とはどういうものなのでしょうか。

炎症が生じた部分には、「発赤《はっせき》」（赤くなる）、「熱感」、「腫脹《しゅちょう》」（腫れあがる）、「疼痛」が生じます。

これを炎症の4徴候（ケルススの4徴候）と呼びますが、とにかく痛みが出るというのが特徴です。

炎症の初期には、血管内からブラジキニンやプロスタグランジン等の炎症物質が放出されます。すると自由神経終末と言われる痛みに対して敏感に反応する受容体が興奮するのです。

この受容体は、普段はおとなしく全く反応しないのですが、炎症物質が出ると、これをキャッチして強い痛みを伝えます。

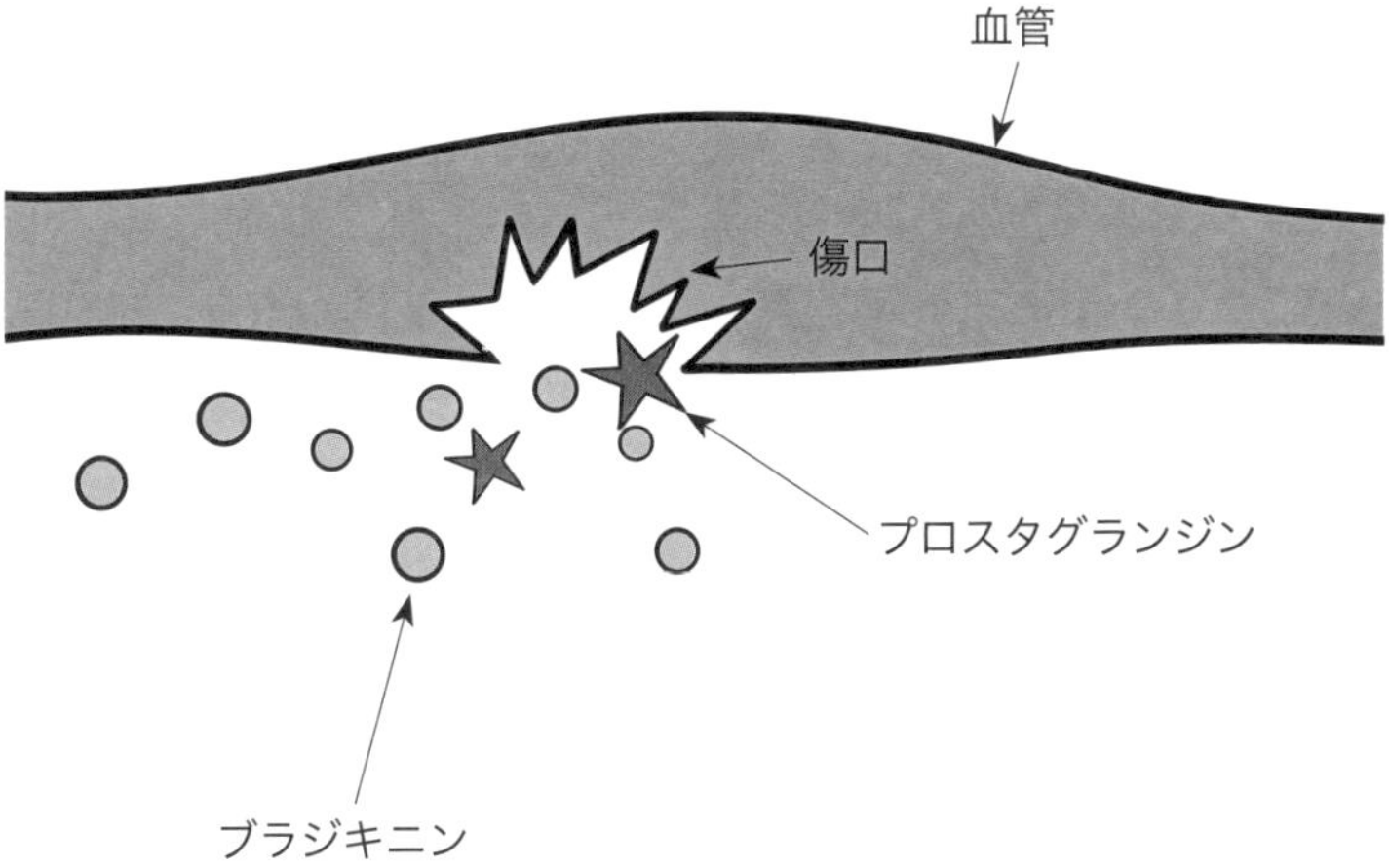
血管
傷口
プロスタグランジン
ブラジキニン

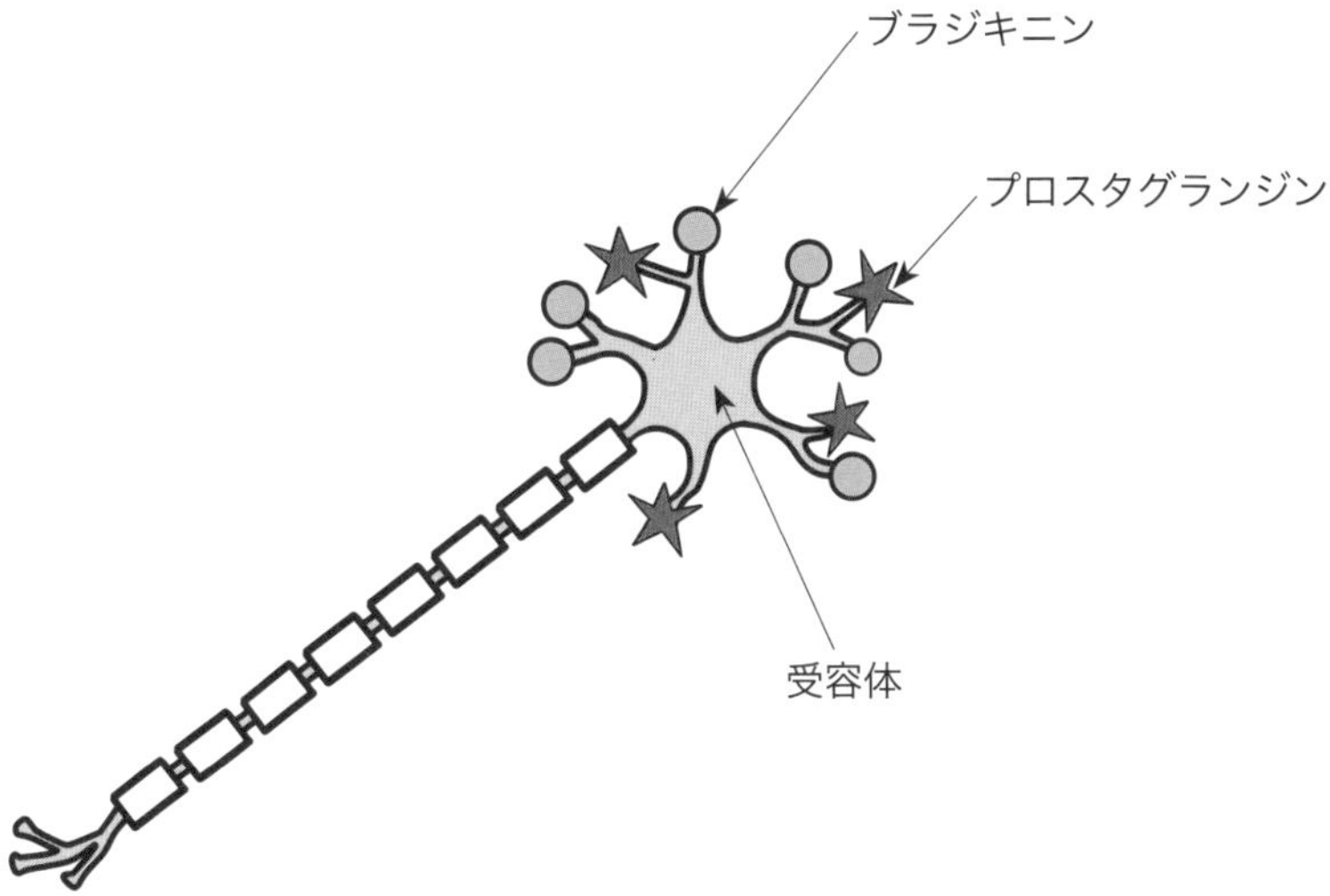
ブラジキニン
プロスタグランジン
受容体

たとえば足をくじいたとします。足首はじっとしていても痛い状態で、動かすとさらに痛みを発します。つまり神経過敏に陥るわけです。

このことを痛みの閾値《いきち》が低くなった状態という言い方をします。

では人を含めて、動物にとって「炎症」はなぜ起こるのでしょうか？

実は炎症は、生体を早く治癒させるためにはなくてはならない反応なのです。損傷された組織を修復させるには、動くことが妨げになるからです。

回復の過程では、まず、組織を修復させるために新しい毛細血管が生えてきます。この毛細血管は生えてきたばかりなので、かなり貧弱です。そのため、この毛細血管が作られた初期にその部分を動かしたら、毛細血管はすぐにちぎれてしまうのです。

そうなると、再度毛細血管を作り直す必要が出てくるため、その分治癒が遅れるので、炎症は一向に治まっていきません。

ほぼ全ての徒手療法が炎症に対する治療・施術は禁忌と謳っていますが、炎症がある時になぜその部位を無理に動かしてはいけない、施術をしてはいけないかをご理解いただけたでしょうか？

動かすことでどんどん組織の修復が遅れ、何もしなければ治るはずのものが、無理にその場所に刺激を加えたがために悪化させてしまうケースも多いわけです。

ですから、炎症があるのかないのかの評価は慎重にしていかなければなりません。

そして、患者様は治してほしいと訴えて治療院に来院されるかもしれませんが、この状態の時は、その部位を治療・施術することはやめ、今はその時期ではないことをしっかり伝えてあげていただきたいのです。

ポイント

- **炎症が起きるのは回復のため。**
- **その時期には治療・施術はしてはいけない。**

3 炎症の慢性化①

可動域の制限や痛みの原因に繋がっていく理由とは

では、炎症が治まってきたら、痛みはなくなって当たり前だと思うかもしれませんが、そう簡単ではありません。実はここから痛みが消えずに慢性化に移行するケースが出てくるのです。

痛みの慢性化が起こる順序について説明していきましょう。

組織に傷がつくと、徐々に血液中からフィブリノゲンという物質が放出されます。そのフィブリノゲンは血管外に出るとフィブリンという物質に変化します。フィブリンは、組織を修復するために重要な役割を担っています。

慢性疼痛に至るまでの過程

①損傷や疲労による炎症

→②炎症による癒着

→③癒着部位の組織不動化
（炎症鎮静後）

→④不動に伴う筋膜の硬直

→⑤慢性疼痛化と重篤な可動域制限

［
→⑥関節運動の軌道が逸脱、
関節同士の衝突

→⑦炎症の再発
］

たとえば、皮膚表層で炎症が起こった場合は「かさぶた」を作ります。肘などを擦りむくと出血した後に粘っこい液が出てきますよね。これが組織同士をくっつけて早く傷口を修復させようとするフィブリンです。

血液成分のフィブリノゲンが粘着力のあるフィブリンという物質に変化して、組織同士をくっつけてしまうのです。

ところが、皮膚などの表面以外、つまり体内に放出されると、組織間の結合が行われることになります。引き裂かれた亀裂部分を正しく修復させるだけであれば、そのまま回復して終了となる訳ですが、実は筋や筋膜、脂肪組織など、別の組織まで癒着させてしまうといったケースが出てくるのです。つまり、骨と筋膜、筋膜同士、筋膜と腱などをくっつけてしまうのです。

すると、その癒着した部分の筋膜間の滑走性や動きが失われてしまいます。滑走性が失われると、その周辺の筋膜が肥厚し、結果として硬くなります。さらに筋膜間の動きがなくなると、結果として慢性疼痛化へと移行してしまうのです。

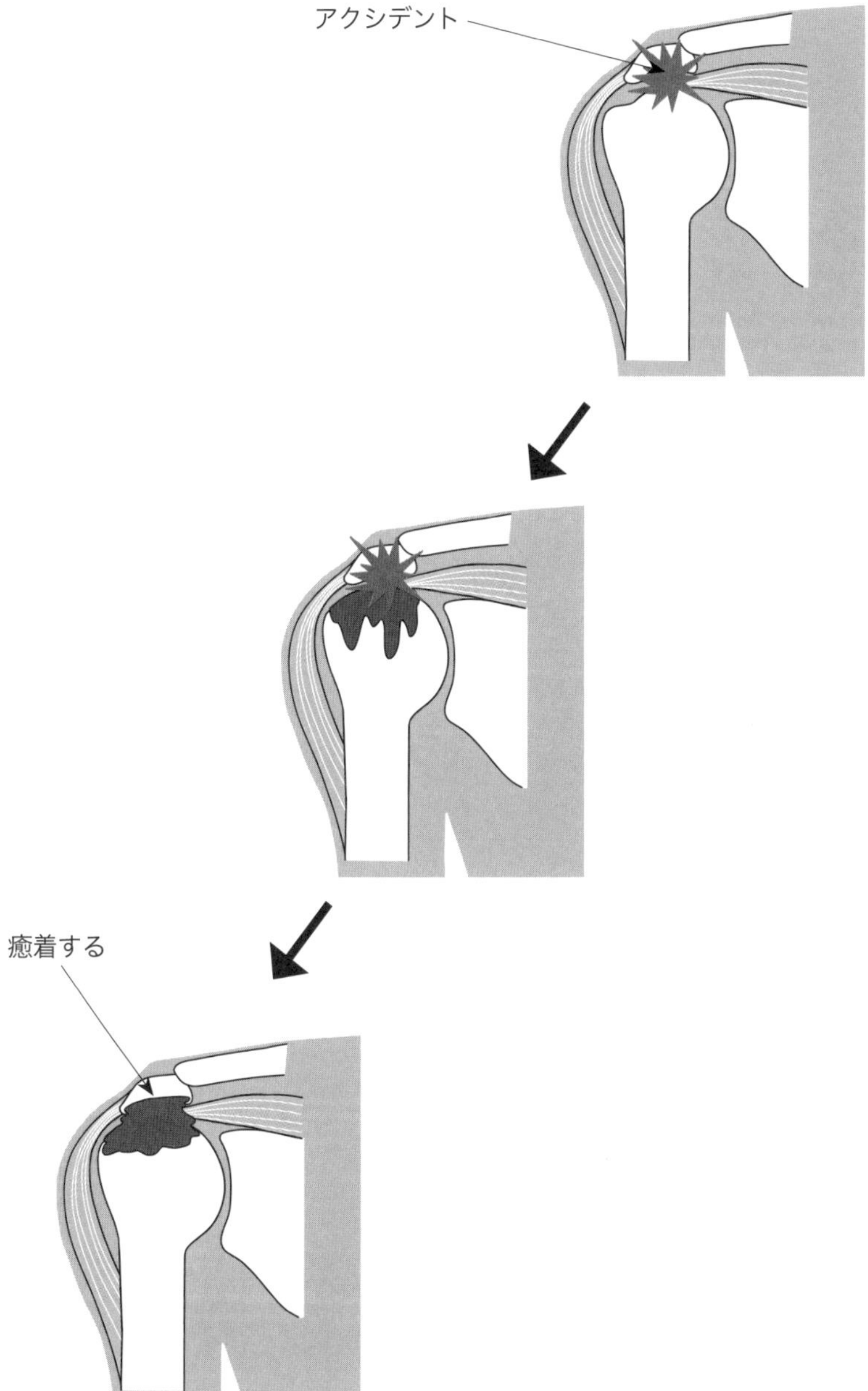
アクシデント
癒着する

分かりやすい例として、ペーパーヨーヨーをイメージしてください。ヨーヨーが伸びるためには紙同士が上手に滑っていく必要があります。滑らなければ伸びません。どこかが何らかの理由でくっついてしまうと、ペーパーヨーヨーは伸びなくなってしまいます。

人の身体でも同じような現象が起こっており、これが可動域の制限や痛みの原因に繋がってくるのです。

リハビリの分野でも10年以上前まではこの滑走性の問題について、ほとんど聞くことがなく、一般的に可動域制限の問題は関節の動きの問題や筋肉の硬さが主だと考えられてきました。

そのため、関節の動きを改善する

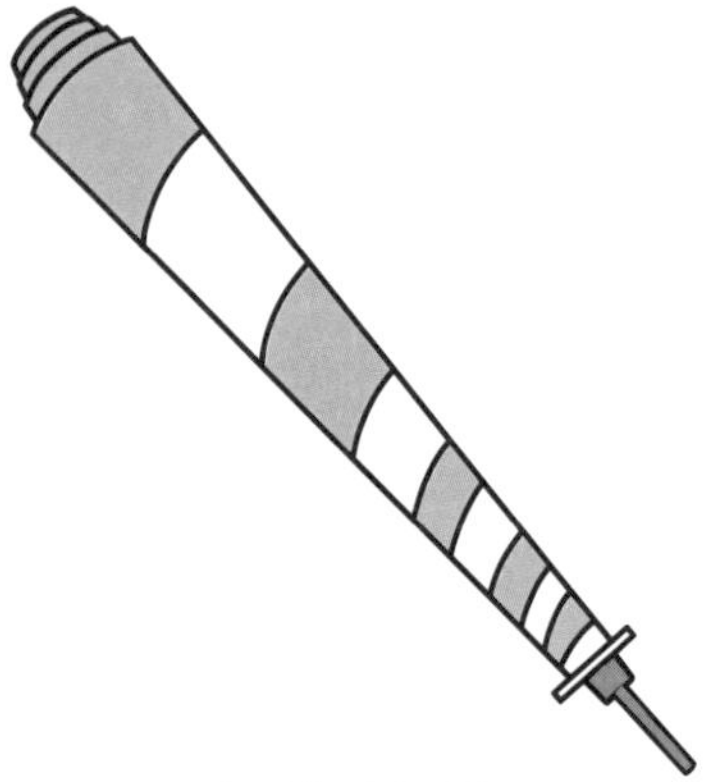

ペーパーヨーヨー

ための関節可動域訓練、筋肉の硬さを改善するためにストレッチをしておりました。

しかし、最近は超音波エコーで筋肉、関節、筋膜を診て、滑走性の問題が徐々に取り上げられてきました。

また、この滑走性の障害を引き起こしている対象物、つまり癒着部位にアプローチすることで、滑走性が改善されるのと同時に痛みが軽減されることが多くあることが分かってきているのです。

ポイント

・フィブリンが、骨と筋膜、筋膜同士、筋膜と腱をくっつける。
・すると、癒着した部分の筋膜間の滑走性や動きが失われ、その周辺の筋膜が肥厚し、硬くなる。

4 炎症の慢性化②

筋膜に発痛物質が滞ってしまう

前項でお伝えしたように、癒着した部分の滑走性が失われると、その周辺の筋膜が肥厚し、結果として硬くなってしまいます。そして、筋膜が硬くなると、さらに筋膜間の滑走性が失われ、間質液（組織内の体液）も閉じ込められてしまうため、発痛物質がそこで滞り、痛みの慢性化の原因となってしまうと考えられています。

左のページの上の画像とグラフは、身体の不活動化より、筋膜の材料となっているコラーゲン繊維が増大していくという変化を示しております。

また、左のページの下のグラフは、ラットの足関節をギブス固定することにより、どのくらい痛みが過敏になったかという研究を示したものです。

これら2つの結果からも、身体が不活動化することにより、筋膜が肥厚すること、痛みが過敏になることが分かります。

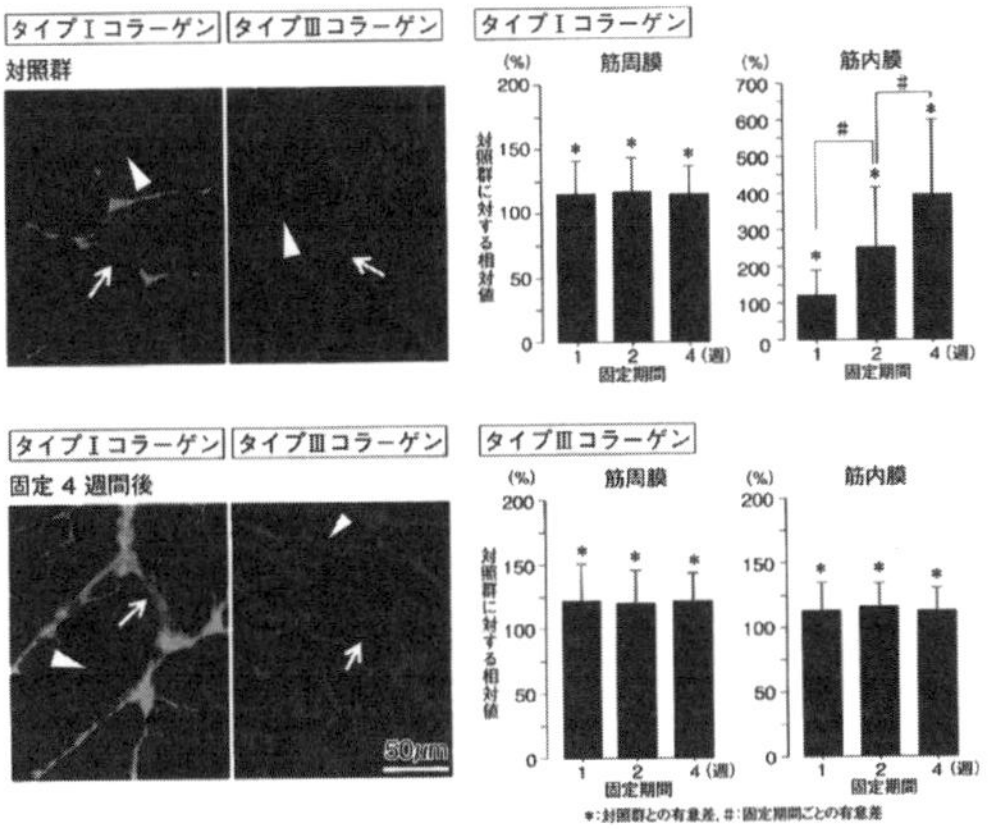

a. タイプⅠコラーゲン，タイプⅢコラーゲンに対する蛍光免疫染色像
b. 筋周膜，筋内膜におけるタイプⅠコラーゲン，タイプⅢコラーゲンの変化

不活動に伴う筋周膜，筋内膜のコラーゲンタイプの変化

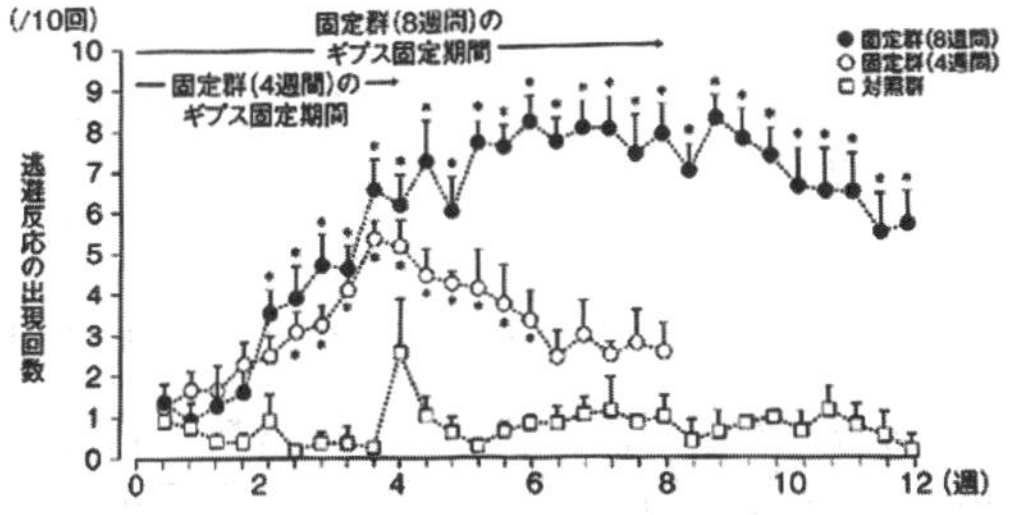

図 1-9　ラットの不活動モデルにおける痛覚閾値の変化

この実験では，ラットの右側足関節を最大底屈位の状態で膝関節上部から前足部までギプス固定した群（固定群，n=20）ならびに無処置の群（対照群 n=5）を設け，4 週

出典：『ペインリハビリテーション』松原貴子、沖田実、森岡周／三輪書店

ポイント

筋膜が硬くなり、滑走性が失われることが、痛みの慢性化の理由の一つ。

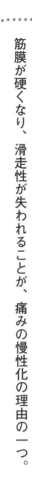

5 ハイドロリリースとは

生理食塩水によって癒着が取れる

医療の分野では現在、ハイドロリリースと呼ばれる注射が流行っています。どんな注射かというと、筋膜への注射です。それも注入する液体はただの「生理食塩水」なのです。

この生理食塩水を痛みの原因となる筋膜部分に注入すると、痛みが消えてしまうことが証明されています。

実際には左のページの写真のように超音波エコーという体内の状態が分かる機械を使いながら行います。

筋肉と筋肉の間にあるのが筋膜ですが、癒着して動きが悪くなっている部分は白く見えます。その部分に生理食塩水を注入すると、白く癒着していた部分の癒着が取れ、痛みが解放されるのです。

詳しくは42ページのハイドロリリースの項で再度説明いたします。

ポイント

ハイドロリリースを行うと、痛みが消えることが証明されている。

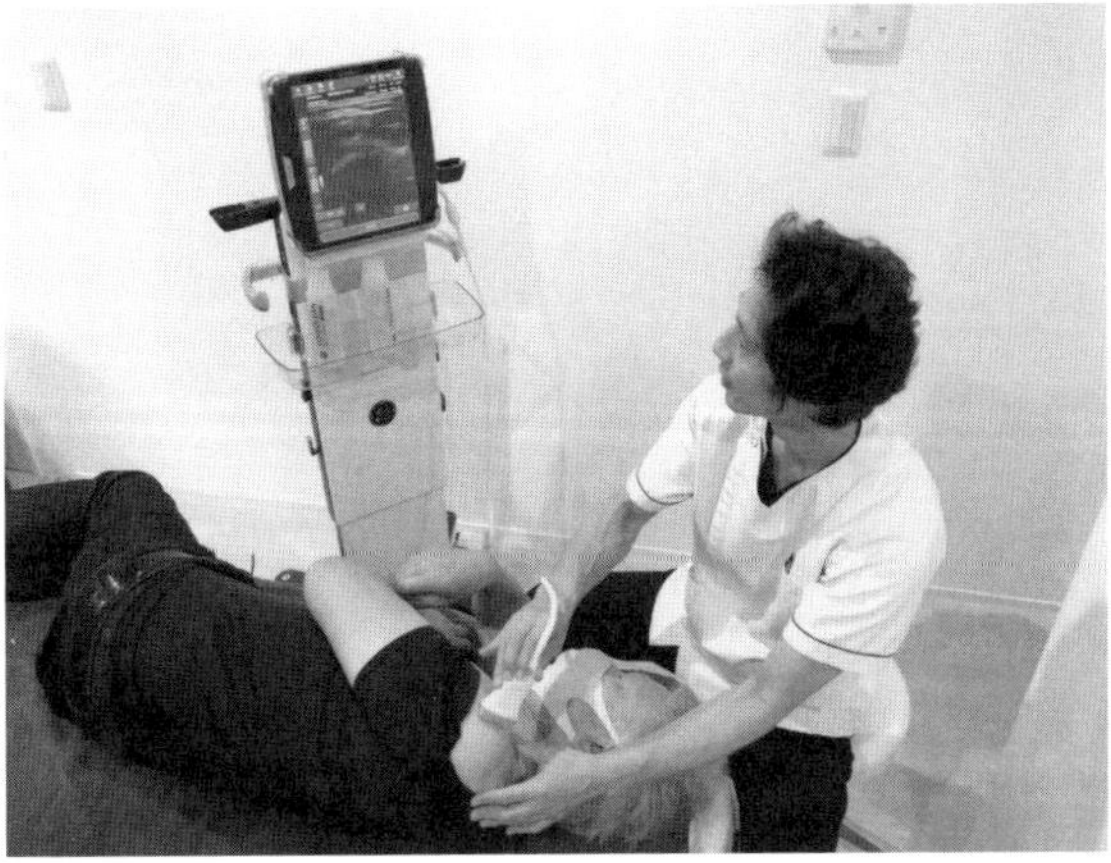

超音波エコーで検査しているところ

6 慢性疼痛が解消され難い理由

肌表面から深層へのアプローチでは改善は困難

なぜ、関節周囲から痛みが起こるのでしょうか？
私は、関節周囲の癒着に起因していることが原因と考えています。
順を追って説明していきましょう。

たとえば、肩関節では、肩周りの筋に癒着が生じて硬くなると、肩甲上腕関節がスムーズに動かなくなります。上腕骨頭が下方に動けず、肩峰と衝突することを繰り返すうちに、ここで炎症が起こってきます。

関節周囲が不動化するので、関節が衝突を起こします。また、過剰なストレスや摩擦が炎症を再発させます。

炎症が起こると、その周辺組織を修復させるため、お伝えした通り、フィブリンが発生します。

そのフィブリンは炎症を起こした周囲の組織を癒着させ、硬さが生じ、滑走性を低下させます。

結果として、慢性疼痛の助長を招いてしまうわけなのです。

このように、関節周囲に炎症が起こると、その周囲の組織に癒着が起こり、硬さが生じ、滑走性が低下します。すると、その部位が関節周辺の癒着深部になるのです。

関節周囲の深部の硬さを取ることで慢性疼痛は改善できることが多いのですが、残念なことに一般的なアプローチ方法では困難です。

一般的なアプローチは肌表面から行うことが多いですよね。けれども、肌表面から深層にアプローチしても、癒着や深層筋周囲の硬い筋膜に作用を届かせることはかなり難しいのです。

なぜかというと、表面から深部に力を到達させようとすると力が分散し、目的とする深部まで伝わりにくくなるからです。

そのため、癒着をはがそうとするとさらに強い力を加える必要が生じるので、患者様には強い痛みも与えることになってしまいます。そのことが、従来の方法では、癒着に対してのアプローチ、つまり慢性疼痛がどこに行っても治らない、という方達が多い理由だと考えています。

ポイント

関節周辺深部の不動化が、痛みを生じさせる

PART

2

アプローチすべきは、筋膜

1 筋膜の本質

動物は何層もの膜で覆われている

筋膜と聞くと、身体の表層を包む膜、たとえばミカンを包むネットのようなイメージを持たれてはいないでしょうか?

そう思われた方、実は間違いなのです。

まず表層に見えるのは皮膚です。その下層が脂肪組織、その下が浅筋膜です。

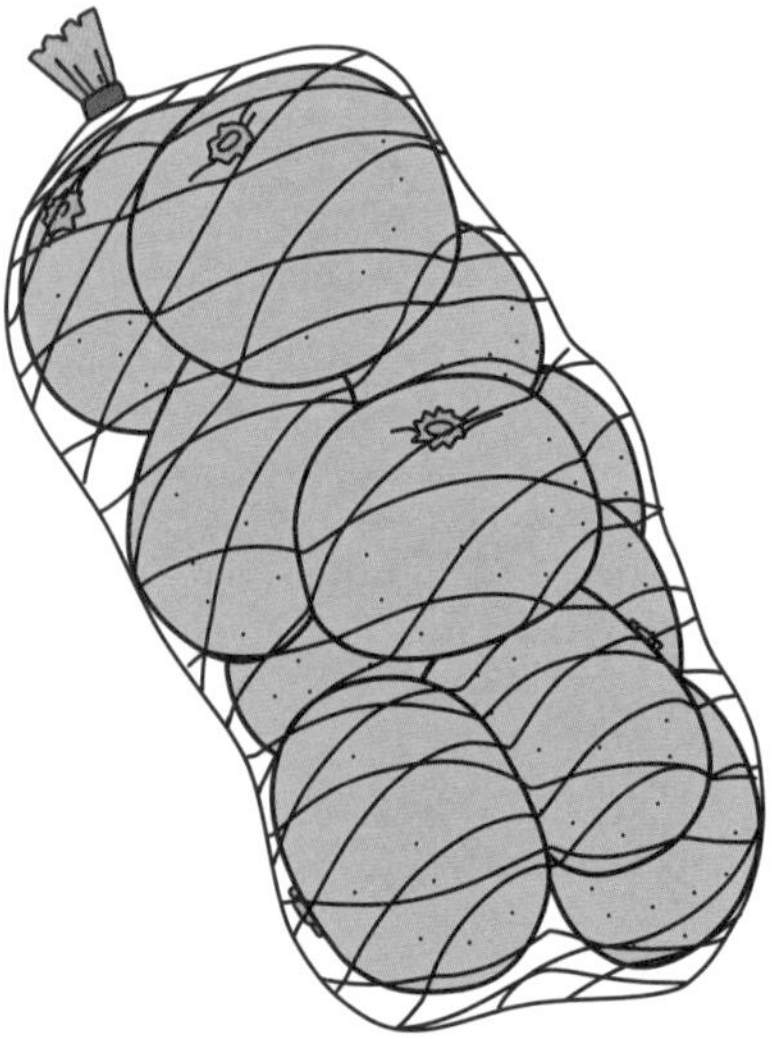

網に入ったみかん

さらに、筋肉群を分けているのが深筋膜、筋肉単体を包んでいるのが筋外膜、筋膜の一番表層は浅筋膜です。

筋肉単体の最小単位であるミクロン単位の筋繊維一本一本も、実は筋内膜と呼ばれる筋膜で包まれているのです。

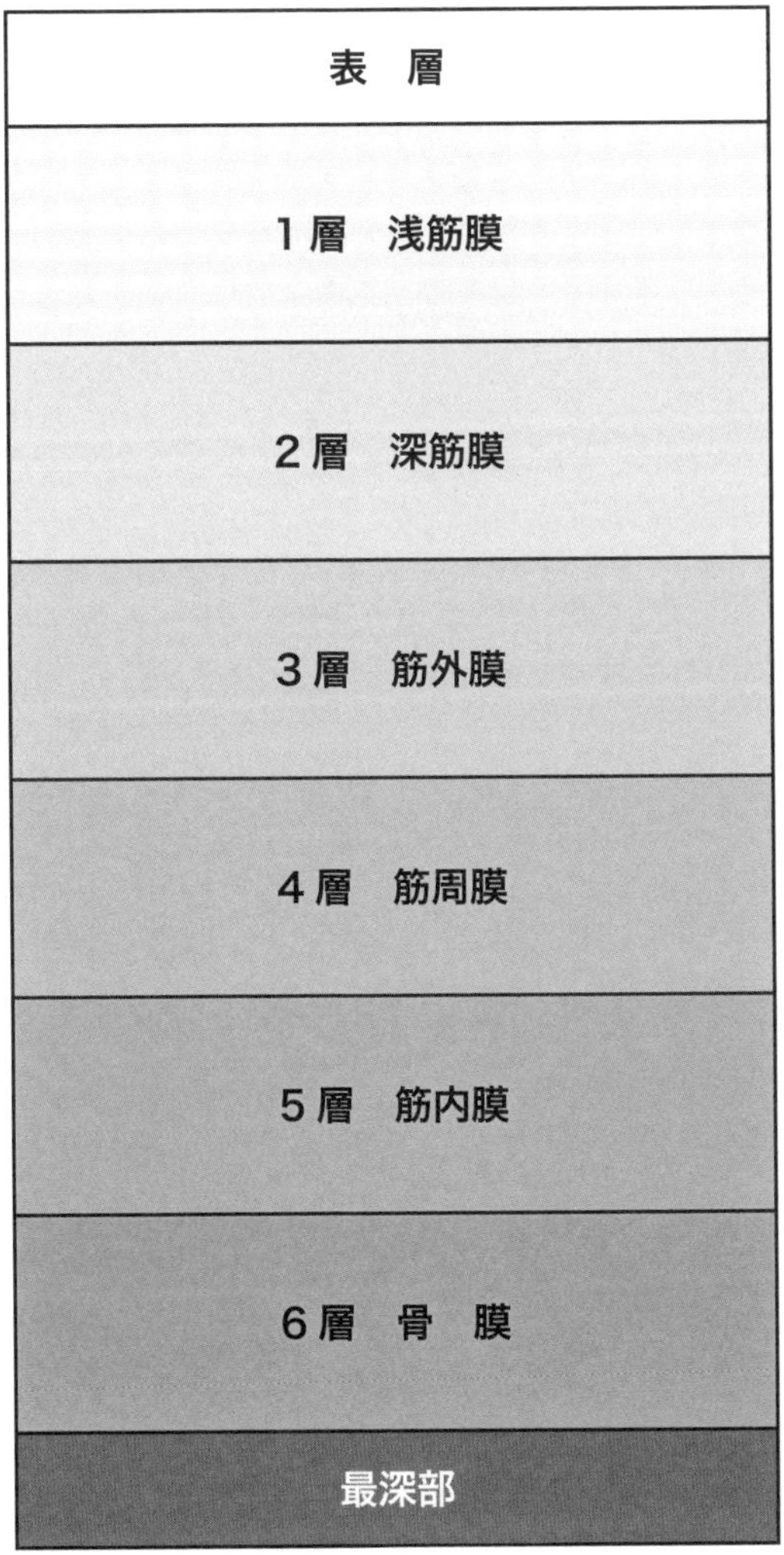

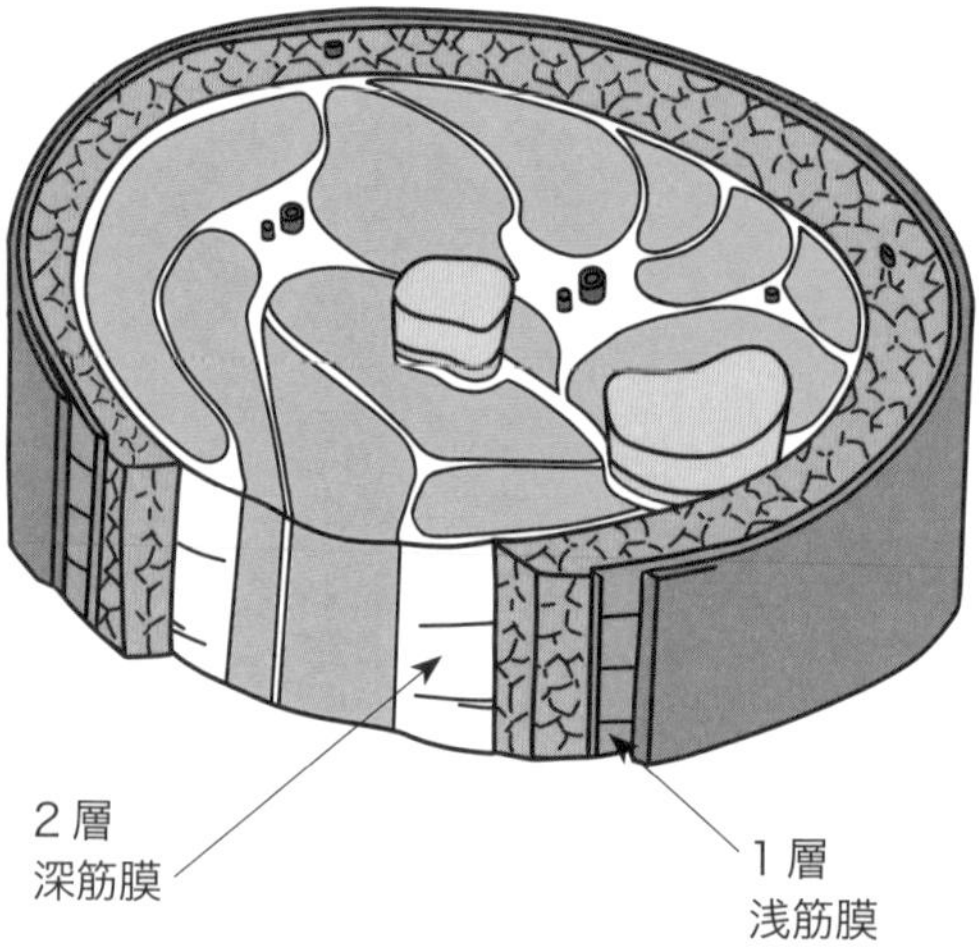
2 層
深筋膜
1 層
浅筋膜

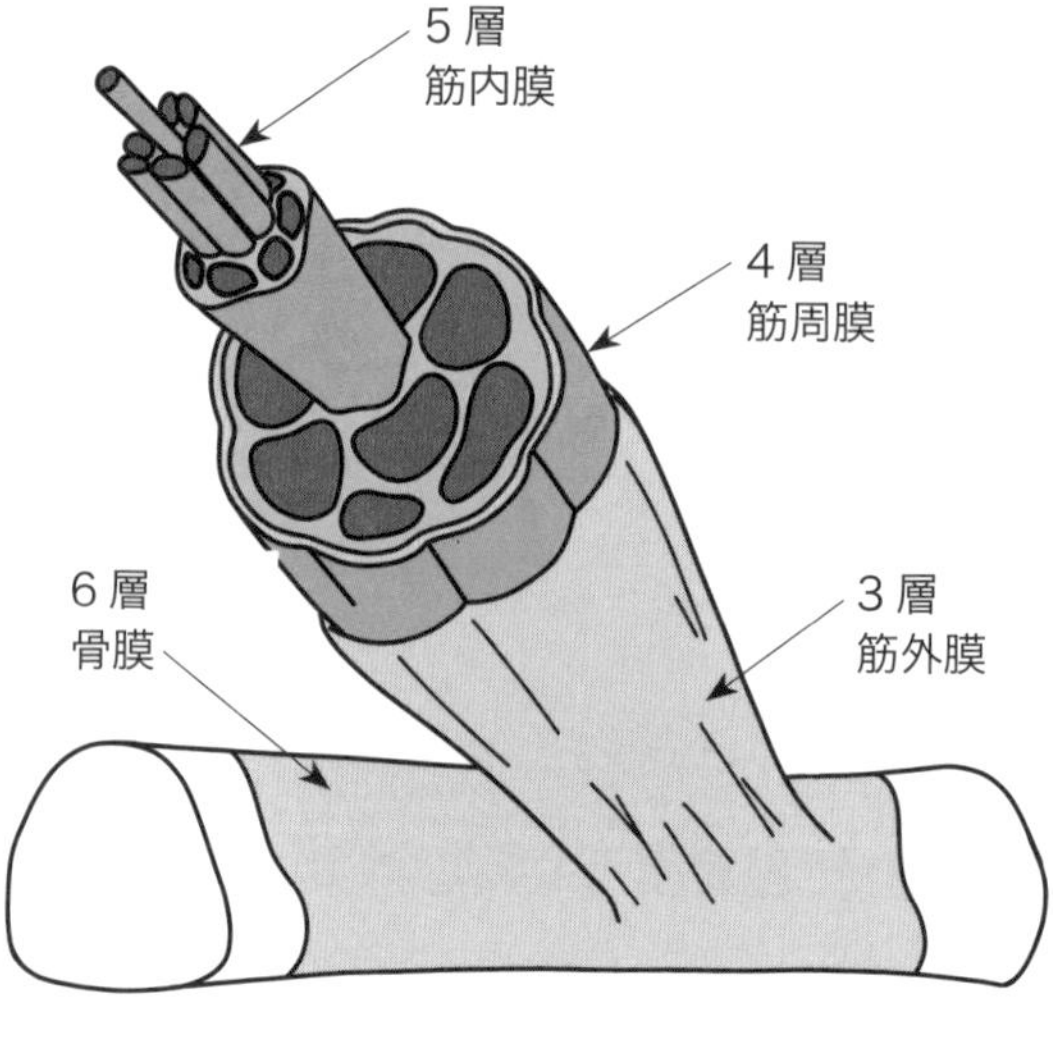
5 層
筋内膜
4 層
筋周膜
6 層
骨膜
3 層
筋外膜

そして、骨も骨膜という膜に包まれていて、筋肉の端にある腱の付着部が骨膜です。関節を覆っている部分には関節包と呼ばれる膜があり、これも骨膜から派生してできたもので、関節となる部分が骨膜から関節包に変化していることになります。

もっと細かく分けることはできますが、六層連動操法の本質をお伝えするためにはまずはこのことを理解してください。

人間を含め、動物は何層もの膜で覆われているということを理解していただければ十分です。

最深部の骨膜から、表層部の浅筋膜までは何層かに分かれていて、それを合わせると六層になります。

私たちの体は、その六つの層が蜘蛛の巣のように繋がってできているため、体を動かす時にはそれが全て連動して動いているのです。

ポイント

人の筋膜は六層から構成されている。

2 ハイドロリリース

筋膜内の硬くなったコラーゲン繊維が緩む

32ページでハイドロリリースを簡単に説明しました。
この治療法は医学的に証明されたものです。

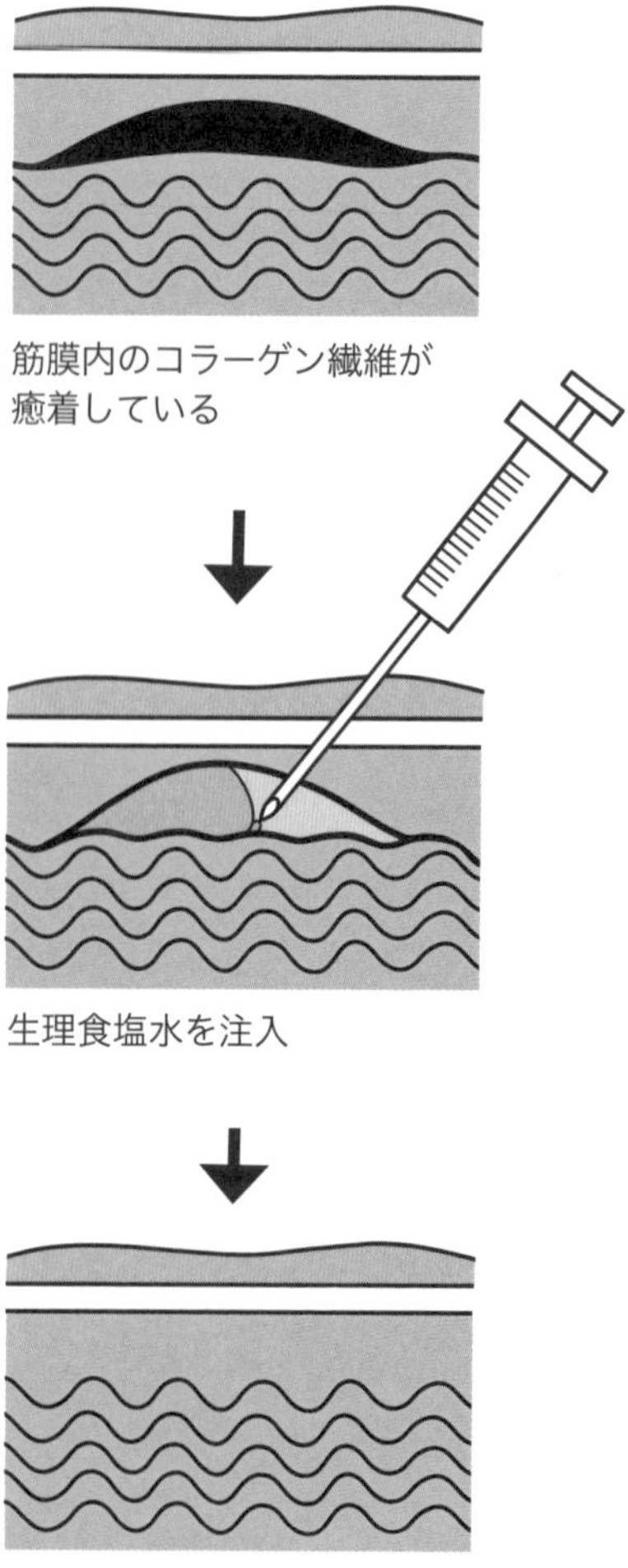

右のページのイラストをご覧ください。

筋膜が肥厚している部分は筋同士の滑走性が乏しいことが多いのですが、その部分に筋膜注射で生理食塩水を注入すると、筋膜の癒着が消え、痛みがたちまちなくなるという現象が起こります。これがハイドロリリースです。

なぜこのような現象が起こるのかと言うと、生理食塩水を注入することにより、筋膜内のコラーゲン繊維の硬くなっている部分が緩み、癒着が取れるため、一気に組織内に閉じこもっている悪い物質（発痛物質）が解放されるためだと考えられています。

ポイント

ハイドロリリースでは、生理食塩水を筋膜の癒着部分に注入することで、痛みをとる。

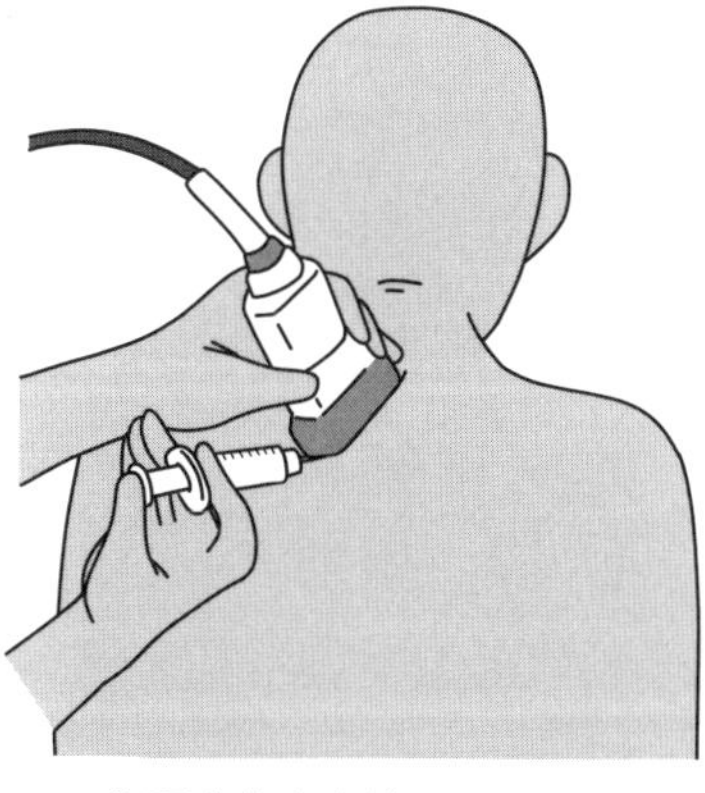

生理食塩水を注入している

3 関節包と筋膜の連動性

徒手療法を学んで実践して感じた様々な疑問

徒手療法の修学中に、最初の基礎として関節内の動きを関節の遊び（ジョイントプレイ）として学びました。

関節の遊びが大きいと、確かに痛みが少ないことは経験上から分かるのですが、それがなぜかは分かりませんでした。

もちろん色々な徒手療法の理論はありますが、ほとんどが関節内の説明や神経回路の説明だけで完結しており、腑に落ちなかったのです。

なぜ関節内の動きが改善されれば痛みが軽減するのか、なぜ関節内が硬くなれば筋や筋膜が張ってくるのかが納得できなかったのです。

そして、徒手療法を学んだは良いものの、どの方向に腕や足を動かせばよいのか分からない。

施術が完了して筋肉の硬さが減っているのは良いが、それで完全に手技が成功しているのかどうかが分からなかったのです。

徒手療法を学んで実践していくと、さらに色々な疑問が出てきていました。

ところが、今から12年前、私が病院勤務中に重度の膝関節症患者様を受け持っていた時のことです。

その患者様は膝に激痛があり、立って歩けないので、車いす生活を強いられておられました。毎日のように膝関節をどちらの方向に動かせば痛みが取れるのか、関節が緩むのかと、ありとあらゆる方向に動かすことを試していました。

ある時、ある方向に動かしている最中に、ガツっと何かが外れた感覚がありました。

その瞬間、足の裏のパンパンに張っていた筋肉がぷしゅーっと抜けた感触が同時に起こりました。その瞬間びっくりしてしまって、患者様に大丈夫ですか！　と大きな声で聞いたことを覚えています。

患者様は何も分からないのか、きょとんとした表情で、「え、どうしたんですか、痛くないですよ」と返答されました。

ただ、明らかに筋肉の硬さが変わっていたので、恐る恐る曲げ伸ばしをしてみたら、全く動かなかったはずの可動範囲までが動くように変化していたのです！

患者様もそれを見て、また痛みがないことに喜んでおられました。私もそこで冷や汗が引き、内心ほっとしたのを覚えています。

「では、少し立ってみましょうか？」と声をかけ、患者様が立ち上がった瞬間、「痛くないわね、なんか歩けそうだわ」と歩いてみられたところ、全く痛みがなくて大喜びされました。

その後も戻りはなく、ずっと歩ける状態で退院されたのです。そして10年経過した一年ほど前に偶然お会いしたのですが、まだ杖なしで歩かれていて私も嬉しくなりました。

この時から六層連動操法の土台となる研究が私の中で始まりました。

どちらの方向であの現象が起こるのかと、方向を確認しながら、日々研究を重ねていきました。

そして、膝だけではなく、ほぼ全ての関節周囲で同じような現象が起こることが分かってきたのです。

あの時の現象が癒着だったことに気がついたのです。

癒着が原因でその部位から筋肉がこわばっていたのです。

ポイント

筋肉のこわばりは、癒着が原因だった。

4 反射性筋攣縮の原理

筋膜と関節包の重要な繋がり

こわばりのことを、反射性筋攣縮（筋スパズム）と言います。
ではこのこわばりはどうして起こるのかを解説していきましょう。

最初に、肩関節の関節包の内側に炎症物質を注入した研究についてご紹介します。筋肉内ではありません。関節包の内部に炎症物質を打ち込んだのです。すると筋肉の活動電位が増え、筋肉が攣縮を起こしてしまいました。

なぜこのようなことが起こるのかと言うと、関節包にも固有感覚受容器と言って、炎症物質を察知して反応する物質が沢山ついているからなのです。

ちなみに、生理食塩水では筋肉は反応しませんでした。

つまり、原因は関節包にあります。

そのため、筋肉を緩めても筋肉自体は時間と共に元の状態に戻ってきてしまうのです。

そこで疑問が生まれてきます。

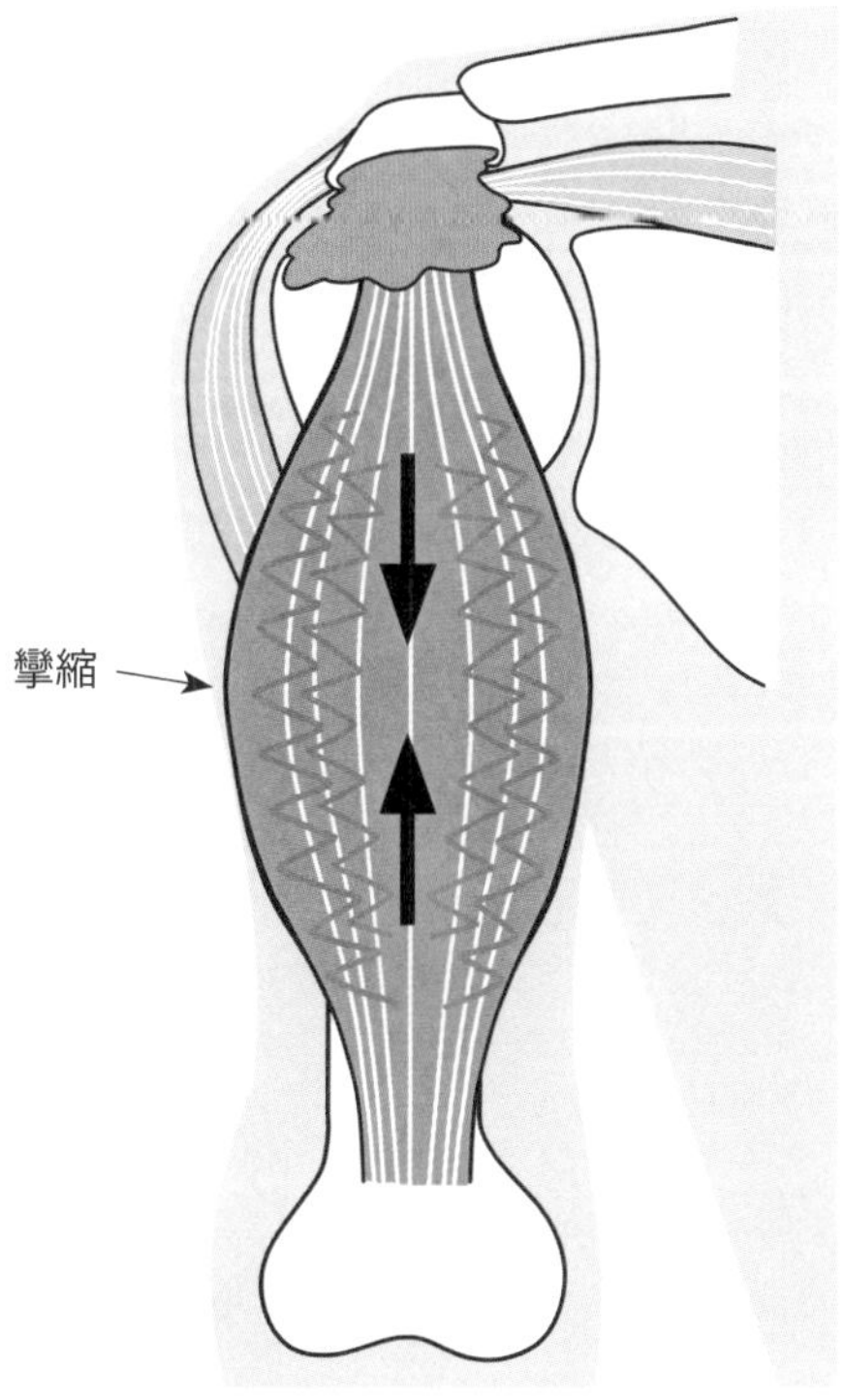

炎症がなくなり、痛みが慢性化したら、筋攣縮は自然になくなるのではないか？という擬問です。

しかし、それは違います。

痛みが慢性化している人の場合、この攣縮が起こっているケースがほとんどなのです。さらに、この攣縮が消えれば痛みがなくなる人も多く、そのため、これが痛みを客観的にとらえる大きな指標の一つと言えるのです。

肩が分かりやすい例なのですが、肩関節（肩甲上腕関節）内に癒着がある場合にはそこを辿って攣縮が起こり、その硬い部分、癒着を剥がすことによって筋攣縮が直ちになくなるのです。

これは関節包のテクニックで証明することができます。

私の推測ですが、炎症が引いてもフィブリンによる癒着が起こり、それが関節包の伸縮性を失わせ、その硬くなった関節包の固有感覚情報が炎症反応で起こった反応と同じような反応を起こしてしまうことが考えられます。

最初はその理由が分かりませんでした。

ですが、ある時、解決してくれるのが筋膜と関節包との繋がりではないかと考えたのです。

まず検討したのは、骨膜という名前の通り、骨を覆っている膜です。その膜が関節部分周辺では関節包という分厚い膜に変化します。そして、関節をまたいで反対側の骨に骨膜として直接繋がっているのです。

関節包は骨膜に連なっているので、関節包を緩めると骨膜まで緩んでしまいます。また、骨膜には筋肉の腱が強固に付着しており、その筋肉と腱を包んでいるのが筋膜になります。

その膜は筋肉の筋繊維一本一本を束ねている膜へと繋がっています。また、逆にいくつかの筋肉を束ねているのも筋膜なのです。

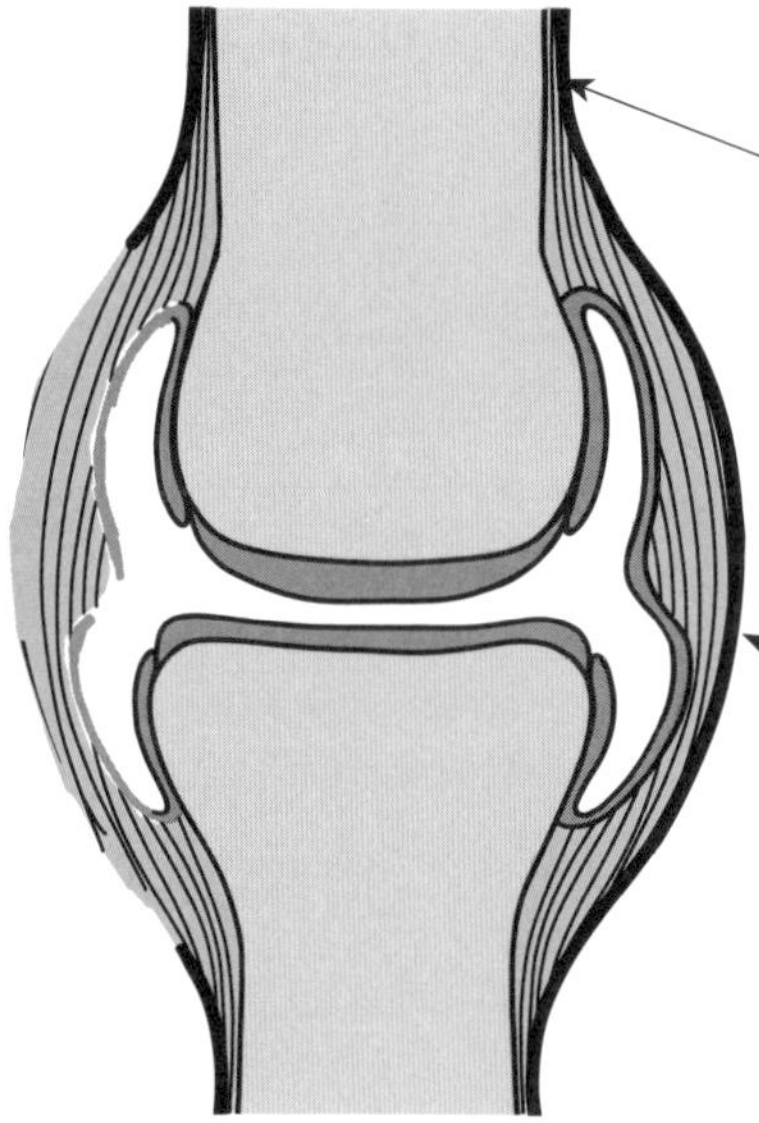

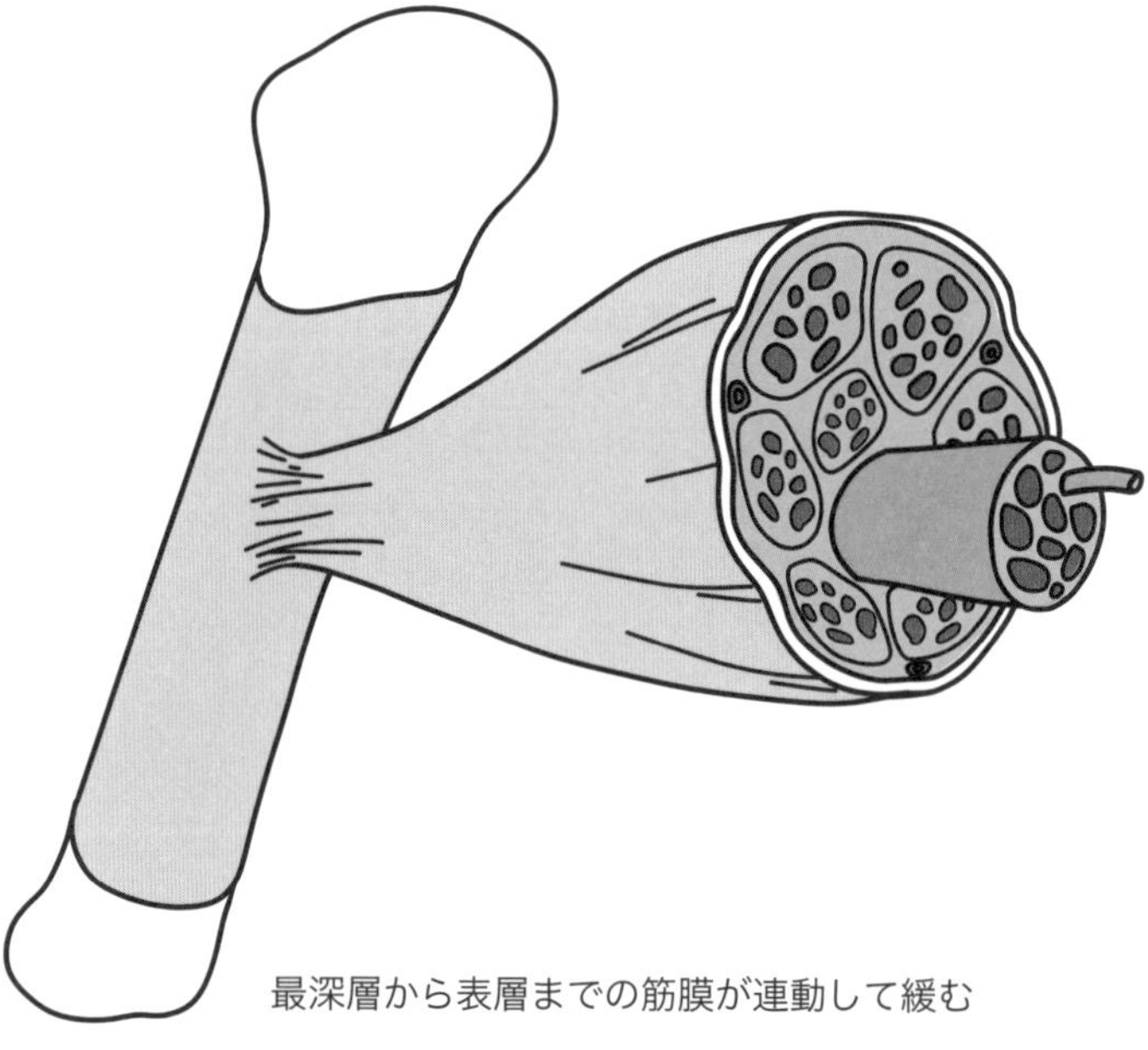

最深層から表層までの筋膜が連動して緩む

つまり、関節包や骨膜を緩めることによって、最深部から表層まで全ての筋膜が連動して緩み、さらにその筋膜に包まれている内部の筋肉も解放されて緩むわけです。神経や血管も、筋肉内に多く存在しますので、当然筋肉の圧迫が解除されれば、中にある血管や神経が解放されて、痛みが消えていくことに繋がるのです。

それでは、骨膜から筋膜への繋がりがあることを体験してみましょう。

ご自身の下肢を内側に回旋（回す）させてみてください。

足のふくらはぎがパンと張った状態になることが分かりますよね。

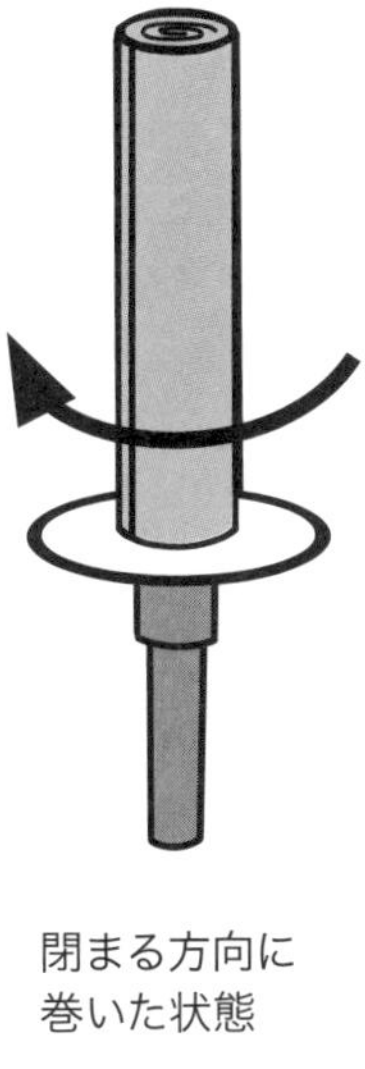

閉まる方向に
巻いた状態

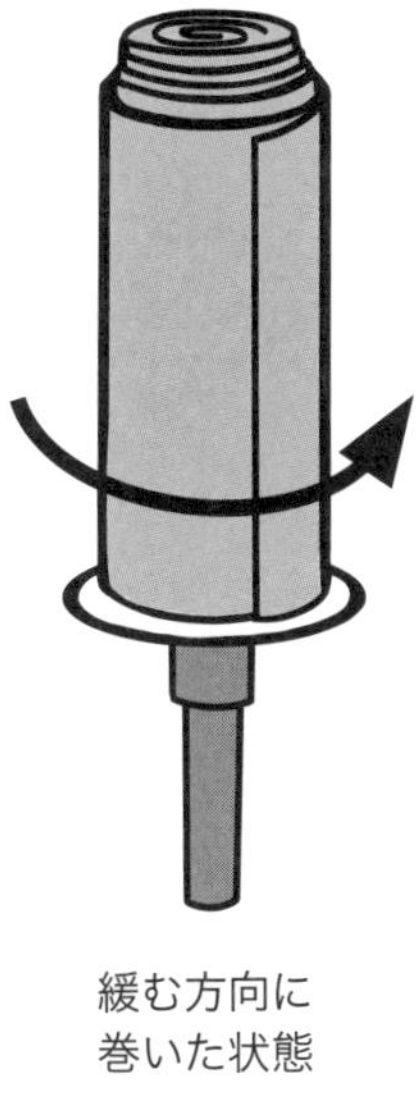

緩む方向に
巻いた状態

これは大腿骨、脛骨が体幹から内側方向に捻られることによって起こった現象と捉えられます。ペーパーヨーヨーを閉まる方向に巻いた絵をイメージすれば分かりやすいと思います。

つまり、骨膜から筋膜に力が派生して下腿筋膜、ふくらはぎの張力が上がったのだと理解してください。

次に、逆に外側に回旋してください。足のふくらはぎの緊張状態がなくなっていませんか？

これもペーパーヨーヨーを緩ませる方向に回す絵をイメージしてください。下腿筋膜、ふくらはぎの張力が緩むはずです。

ポイント

関節包や筋膜を緩めることで、内部の筋肉が緩み、痛みが消えていく。

PART

3

六層連動操法の真実

1 六層連動操法で慢性疼痛が解消されるメカニズム

深層部にアプローチする六層連動操法

理学療法士になって1年目の頃、私はマッサージ治療を主にしていたことは、お話ししました。

当時は、その場で痛みが改善することはあっても、すぐに戻ってしまっていました。

そして、なぜすぐに戻ってしまうのかを理解できずにいました。

でも、今なら分かります。

六層連動操法を極めるにつれ、分かったのです。

それは、表層から行う手技では力が深層部まで及ばなかったり、届きにくいから。

ではどうやれば関節周囲の深部の癒着して硬くなった組織部分にアプローチできるのか？　その一点に集中したことから生まれたのが、六層連動操法なのです。

六層連動操法の説明の前に、より深く理解していただくために、今までのおさらいをしていきましょう。

PART1では、慢性疼痛の流れを解説しました。

①　損傷や疲労による炎症が起こり、
②　フィブリンという浸出液の影響で炎症部位周辺に癒着が起こります。
③　すると筋膜が硬くなり、
④　次に癒着周辺の組織が動かなくなり、
⑤　慢性疼痛へ移行していきます。
⑥　さらに関節の動きが悪くなるため、骨同士の衝突や摩耗が起こり、
⑦　炎症再発に至り、慢性疼痛の悪循環を断ち切れないサイクルが生じてしまいます。

六層連動操法では、癒着をはがすことと硬直した深部の筋膜をリリースすることで、痛みの根本を取り除くことができます。

さらに詳しく言うなら、六層連動操法を行うことで、不動化した組織の滑走性が瞬時に改善するので、慢性疼痛の沈静化が図れます。

関節の軌道が戻るため、関節同士の衝突もなくなり、炎症再発もなくなります。

慢性疼痛の悪循環も、六層連動操法を行うことで断ち切ることが可能となるわけなのです。

六層連動操法の特徴

- ☑ 術者はリアルタイムで筋膜が解放されていく感覚が分かる
- ☑ 患者は治療中にほぼ痛みを感じない
- ☑ 治療時間が短い
- ☑ 治療効果が長時間持続する

ポイント

・表層から行う手技では力が深層部まで届かない。
・六層連動操法を行えば、慢性疼痛の悪循環を断ち切れる。

2 六層連動操法の特徴

痛みを感じず、治療時間も数分

六層連動操法の特徴について解説しましょう。

まず、手技中にリアルタイムに筋膜が解放される感覚が分かるようになってきます。

また、治療中は　患者様はほぼ痛みを感じず、治療時間も数分です。

さらに、治療効果も長時間持続します。

10年以上も痛みが常態化されていた方が、一回の施術により、それ以来全く痛みを感じずに過ごせるようになった。歩けるようになった。など、日常生活が支障なく過ごせるようになった方々が大勢いらっしゃいます。

なぜなのでしょう。

その説明を交えながら、六層連動操法の基本原理を解説していきます。

基本原理1．てこ

骨を「てこの原理」として利用するため、表層からアプローチをする方法に対し、数十倍もの力を原因となっている部位に伝えることが可能となります。

アプローチ例

・関節の方向を決めてテンションをかけることによって、あらゆる部分に力が波及していきます。

・筋膜の張力を捉えれば、狙った問題個所が狙えるようになります。

・下腿を内旋すれば、骨盤と大腿骨、膝関節と深部の連結、骨膜と関節包からペーパーヨーヨーのように張力がそこに波及するのです。

基本原理2．内側からのアプローチ

先ほど癒着や硬直部位は深部に多いことを説明しましたが、表層からでは力が関節の内部や周辺に届きにくいのです。

ところが、六層連動操法だと内側からアプローチできるため、問題となっている筋膜や剥がしたい組織の癒着部位にダイレクトに力を伝えることが可能となります。

たとえば、膝深部の癒着を取りたい場合、表面からもみほぐすことや表面からのリリースを考えます。

しかし、六層連動操法ではてこの原理を使って直接深部にアプローチします。

具体的に膝関節の深部の癒着を緩める原理について説明しましょう。

65ページの下の写真のような右足の施術の場合、大腿骨側を固定して、脛骨側の膝に近い部分を右足で支え、支点を作ります。支点に対して右肘で下方に押すことで、てこの原理が働き、少ない力で膝深部の癒着を緩めることができます。

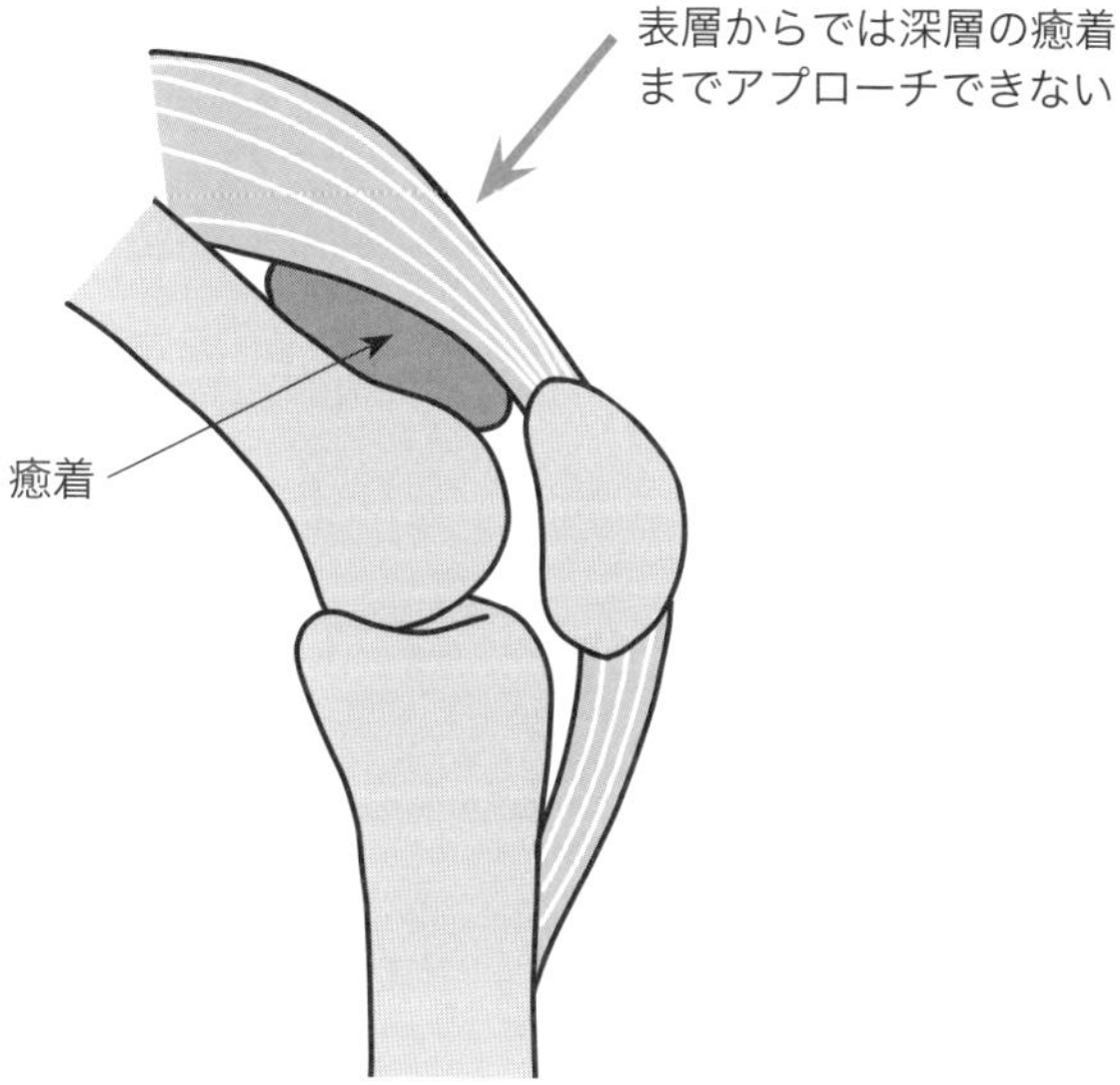
表層からでは深層の癒着
までアプローチできない
癒着

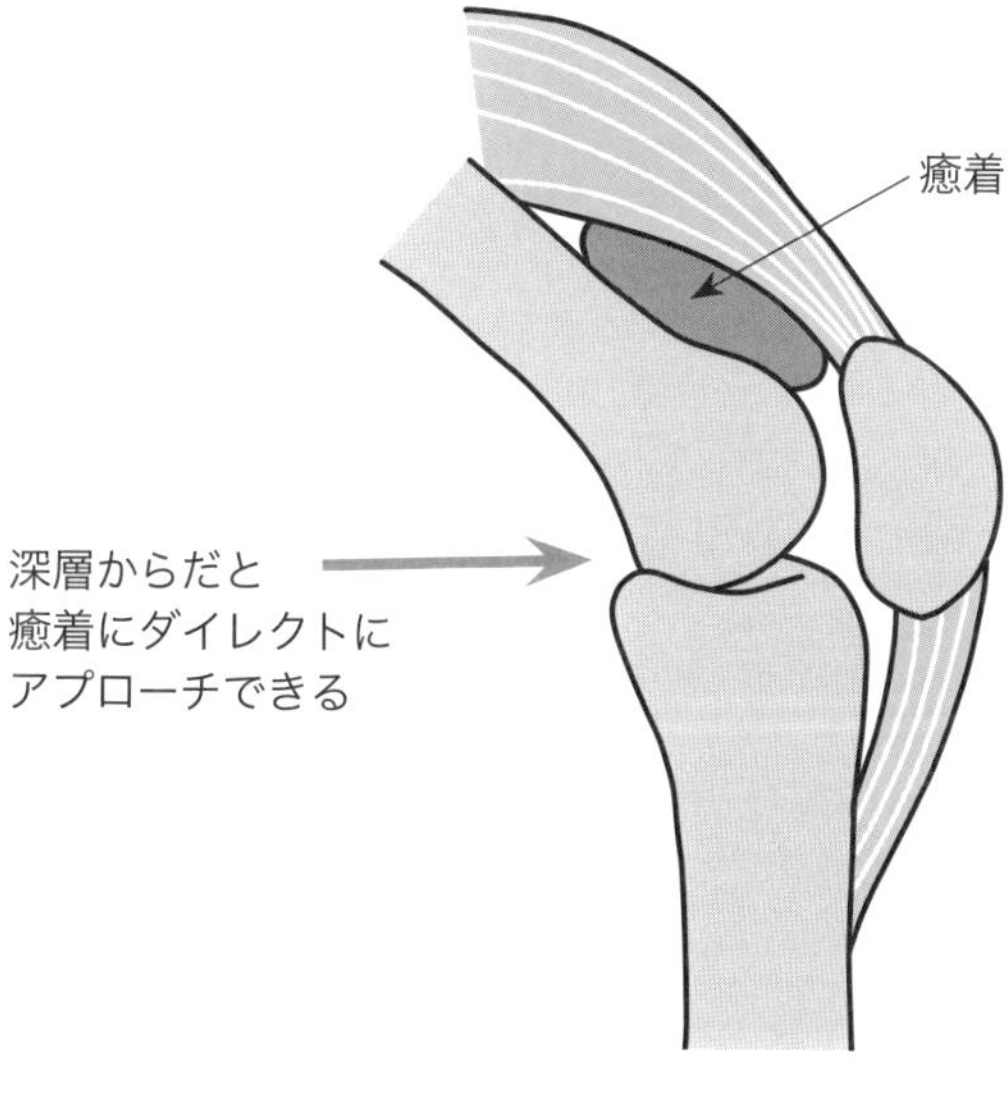
癒着
深層からだと
癒着にダイレクトに
アプローチできる

基本原理3．粘りを感じ取れる方向に動かす

六層連動操法は、筋膜の粘りを感じとり、誘導していくテクニックです。

基本的には、ある程度型通りに行っていただけば粘りを感じ取ることができるので効果は発揮できますが、人それぞれ筋膜の粘りの硬さが違います。

そのため、誘導する方向も人それぞれ少しずつ異なってくるのです。

たとえば、膝関節部分に癒着が強い方の場合、テクニックのセッティングが決まった位置では強い抵抗感があります。これが膝前面深部の癒着の粘りの硬さとなります。力を加え続けて少しの間待っていると、じわじわとその硬さが緩んでくるのを右手と右肘で感じ取ることができます。

この手技の場合、脛骨側を若干内側に寄せるように誘導するのですが、粘りを感じ取りながら内側に寄せていきます。その力加減も粘りの硬さと共に微妙に変える必要があります。

この感覚をつかめるかどうかが治療効果倍増のキーポイントとなってきます。

セミナーでは、イメージを持ってもらうために、「セラプラスト」を用意します。

治療は粘りがある方向に動かしていくのがポイント

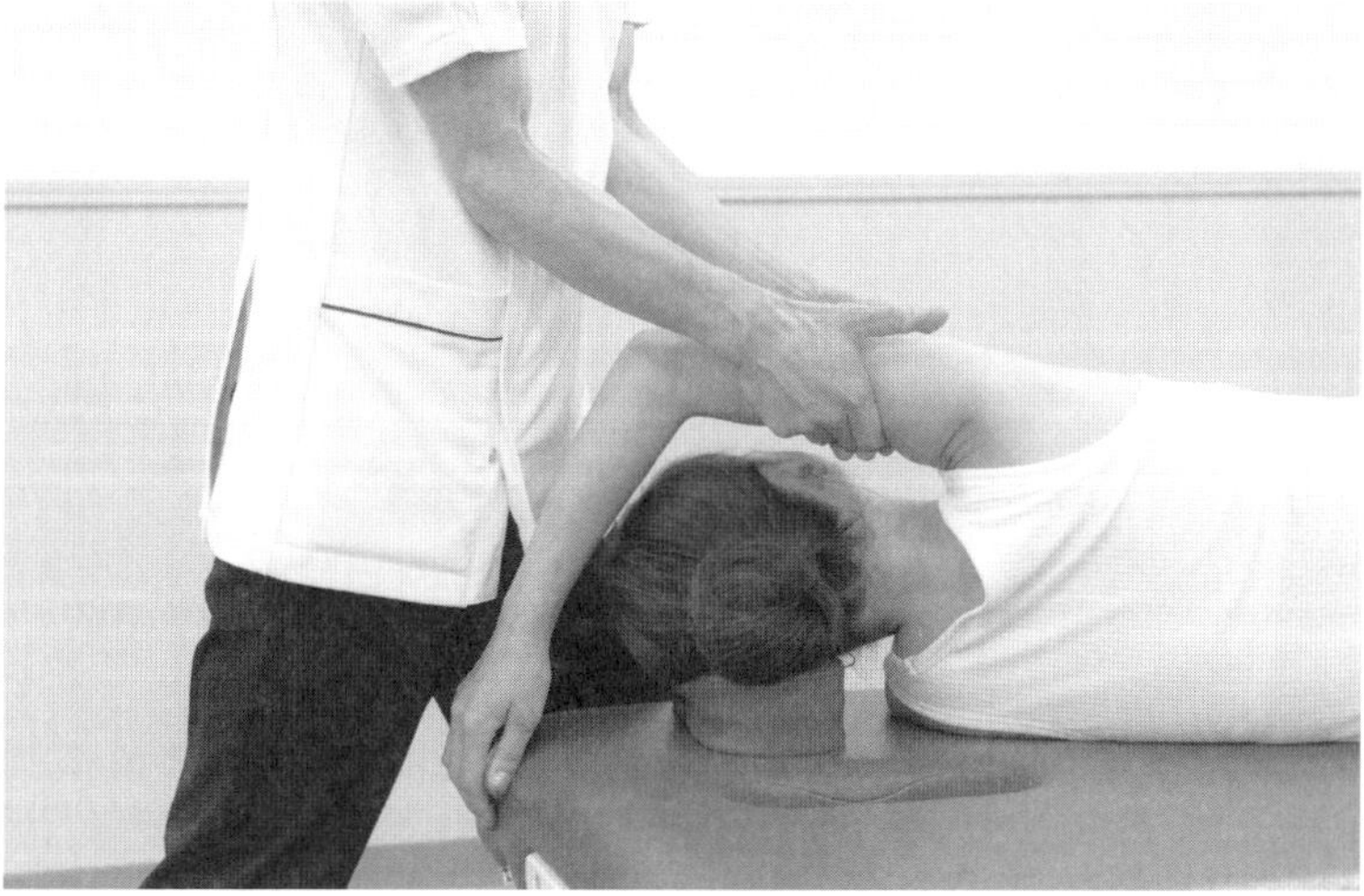

肩周囲の六層連動操法

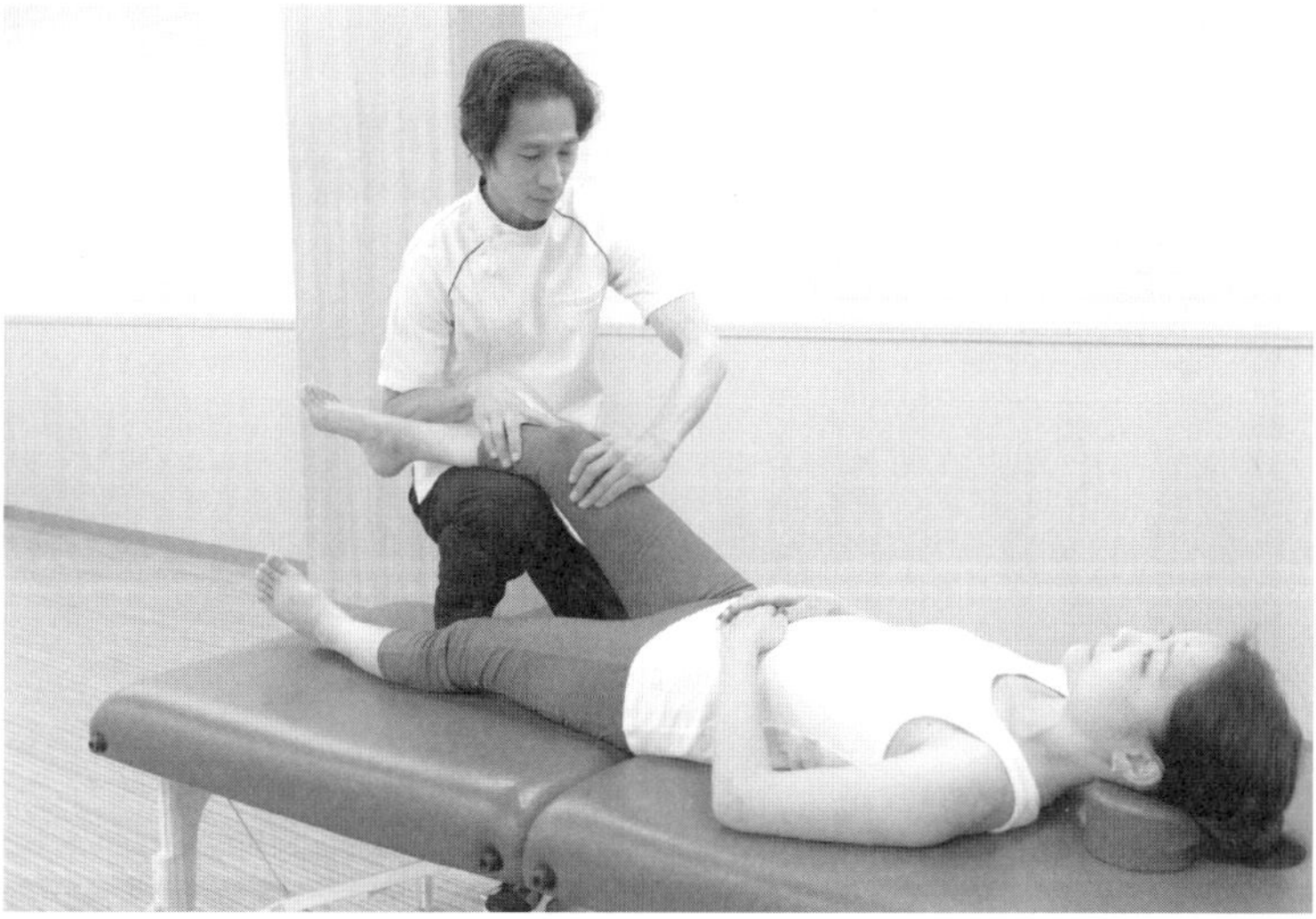

膝周囲の六層連動操法

これは脳卒中の麻痺の方達の手の感覚を養う道具としてリハビリにて使用するものです。

粘土には粘弾性という性質があり、その粘性という性質をさらに強くした素材を想像してください。この硬い粘性が筋膜の性質そのものです。

弱い力では変化しませんが、ある一定の力が到達すると、じわじわ変化してくるのが分かります。変化し始めたら、かける力を少し弱めても変化し続けます。

さらに力を強くすると痛みを生じ出します。

六層連動操法に慣れてきて、患者様に痛みがないのであればこの程度の力で行ってもよいのですが、筋膜の感覚を早く得たいのであれば、変化しだすぎりぎりの力、つまり降伏点付近の力で行ってください。これが早く習得するため

筋膜の性質と牽引力の関係

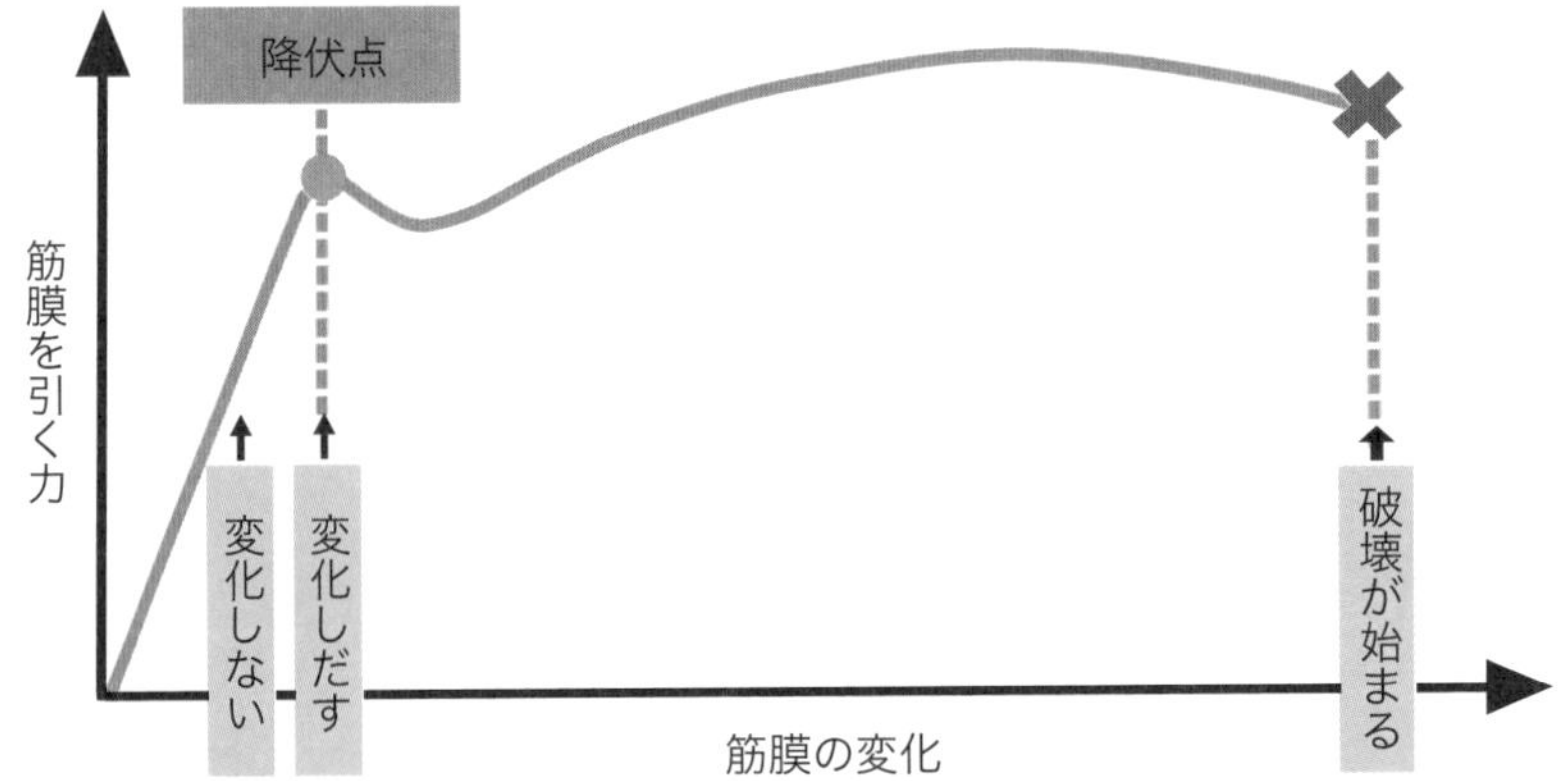

の基本となります。

筋攣縮が起こっている筋肉の部分というのは、その筋肉が張っていて、押して圧痛がある部分です。その筋攣縮の筋が張る方向に動かして、結果消失したのかどうかが成功したかどうかの手掛かりになるのです。そのため、この筋攣縮を触診しながら六層連動操法の手技を行うことは、痛みを突き止めるための最善の手段と考えています。

たとえば暗闇の中で10円玉を落としたとしましょう。これを見つけるためには、暗闇なので、ほぼ手探り状態となり、時間と労力がかかります。

けれども六層連動操法での手技、つまり筋攣縮を触診しながら方向を決められることの手技は、暗闇を懐中電灯で照らして10円玉を探すようなものなのです。

私は今でも様々な徒手療法の勉強会に行っておりますが、ほとんどの徒手療法で共通しているのは、手の力を極力抜いて身体で施術することです。

六層連動操法も手に力が入っていると、手から得られる感覚が鈍ってしまうのです。

たとえば豆腐の形を認識するためには、豆腐の硬さを認識していなければなりません。強く握れば潰れてしまって豆腐の元の形は認識できずに終わってしまいますよね。六層連動操法を早く習得するコツは、変化するぎりぎりの力で、張力を感じとりながら行うことなのです。

点字が手でスラスラ分かる人はなぜ分かるのでしょうか？これは何度も点字のイボイボの感触を脳にインプットしているからです。このことで脳の感覚野が発達して分かるようになってくるのです。

筋膜を感じ取る力も同じく降伏点付近の力で筋膜の感覚を感じ取り続けることで、どんどんこの感覚も脳の感覚野の肥大と共に鮮明になってくるものなのです。

ポイント

基本原理１．てこ
基本原理２．内側からのアプローチ
基本原理３．粘りを感じ取れる方向に動かす

PART 4

六層連動操法の実技

1 六層連動操法の実技

重症患者3万人を救った奇跡の治療法

ここまでで六層連動操法の理論は分かっていただけたかと思います。

次に、実技に入っていきましょう。

例① 肩の痛み、腕の可動域改善

最初に、どこまで腕が上がるのかを評価してみてください。

次に、上腕二頭筋の腱を触診してください。

上腕二頭筋腱の触診部位である大胸筋を上肢側に辿っていきます。そうすると上腕に付着していることを感じられる箇所があると思います。そこからすぐ内側に指を下ろした所に筋張ったモノがあるはずです。ここを圧迫すると8割方痛みを感じると思います。正にこの部分が上腕二頭筋腱です。

上肢を落としたまま、その腱の部分を触りながら手の重さだけ持ち上げていてください。時間が経つごとに上腕二頭筋腱と腕周囲が緩くなってくるのが分かると思います。

上腕二頭筋腱と上腕周囲が緩みきったら、再度上腕二頭筋腱の部分を圧迫してみてください。痛みが軽減、または消失しているのが分かると思います。

さらに上肢の外旋（上腕を外側に回す）可動域を前後で評価してください。大きく可動域が変化していることが分かると思います。もちろん他の部位の制限が強い、最初からそこが正常である場合、変化が感じられない可能性もあります。その場合は他の方で試していただければと思います。

この方法が六層連動操法の関節包テクニックであり、上肢の痛み改善や上肢手技の基本原理となります。

では、なぜそんなことが起こるのでしょうか？

これもてこの原理です。

上肢の重さによって、まず、肩の関節包が緩みます。それに連動して、周辺の骨膜が緩みます。骨膜は関節包と直接繋がっているからです。

そして、上腕二頭筋腱も緩み始めます。さらに、表層の上腕筋膜もしぼんできます。

ここまでくると、持っている腕がしぼんでくるといった現象が起こります。

まさにこれが、六層連動操法の深部が緩むことによって、表層が緩むことの証明となります。

次のページより3つの動画をQRコードからアクセスしてぜひご覧ください。六層連動操法をより深くお知りになることができます。

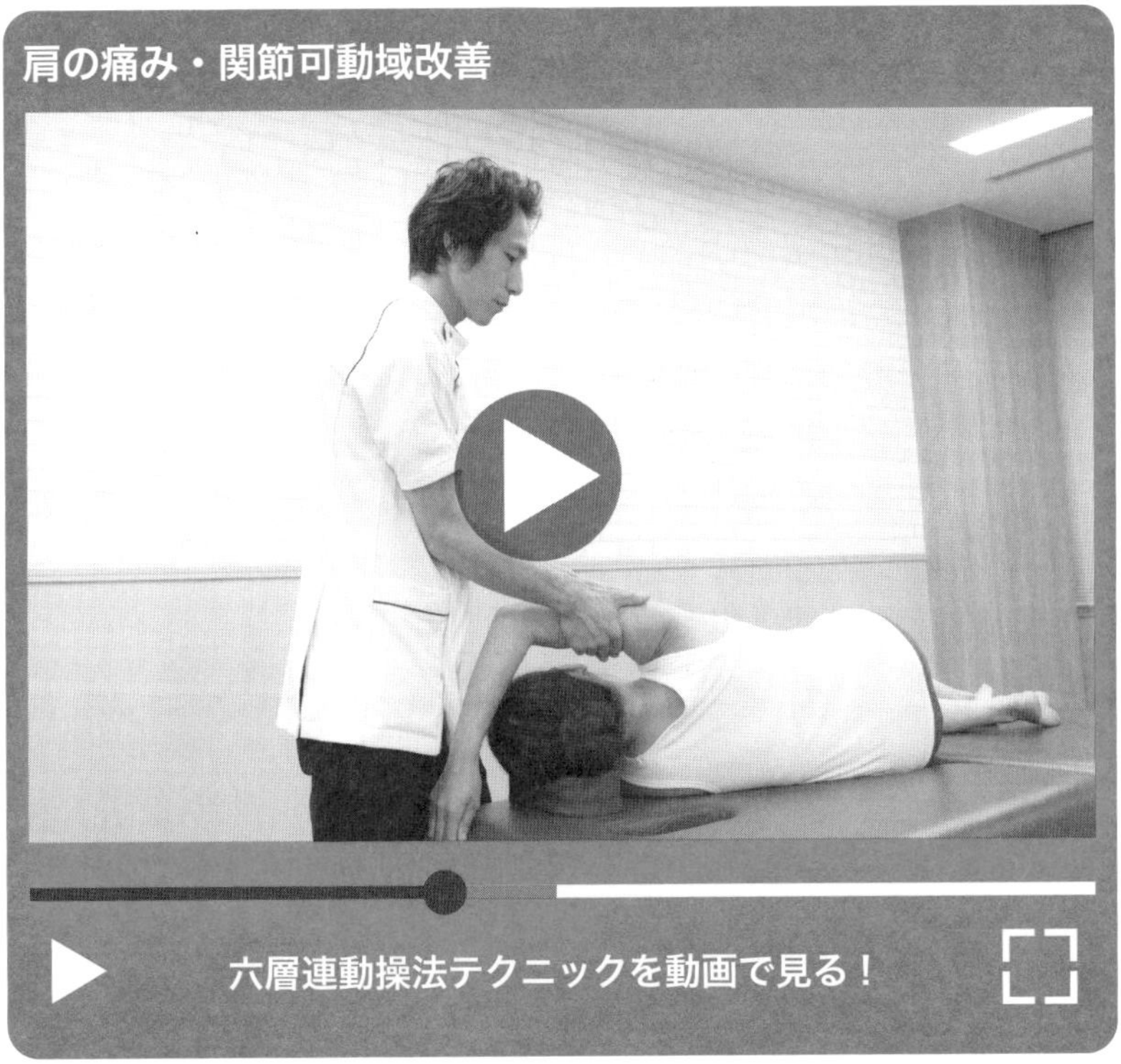
肩の痛み・関節可動域改善
六層連動操法テクニックを動画で見る！

↑ QR コードからアクセス↑

例② 腰の痛み、足の可動域改善

上向きで寝てもらい、まずは足がどのくらい上がるかの評価をします。その時、足がどこまで上がったかを覚えておいてください。

次に実技です。足を外転20度（外に20度開く）、外旋20度（つま先が20度外側に向いている状態）にして、つま先方向に向かって足を持ち上げていってください。

その時にストレッチとは違う粘っこい抵抗感が感じられると思います。そして、この抵抗感がある方向（20度外旋方向）に持ち上げてください。

粘っこい抵抗感と共にどんどん持ち上がっていくのが分かると思います。最終可動範囲での抵抗感（ストレッチの感覚）とは全く違う感覚を味わうことができると思います。

そして、この抵抗感がなくなり、足が止まる範囲まで動いたら終了です。

再度、足がどこまで上がるようになったのかを比べてみてください。起き上がり、歩いてみるとそちら側の腰が軽くなっていることが分かると思います。人によっては、腰の痛みが軽減、または消失するということも起こります。

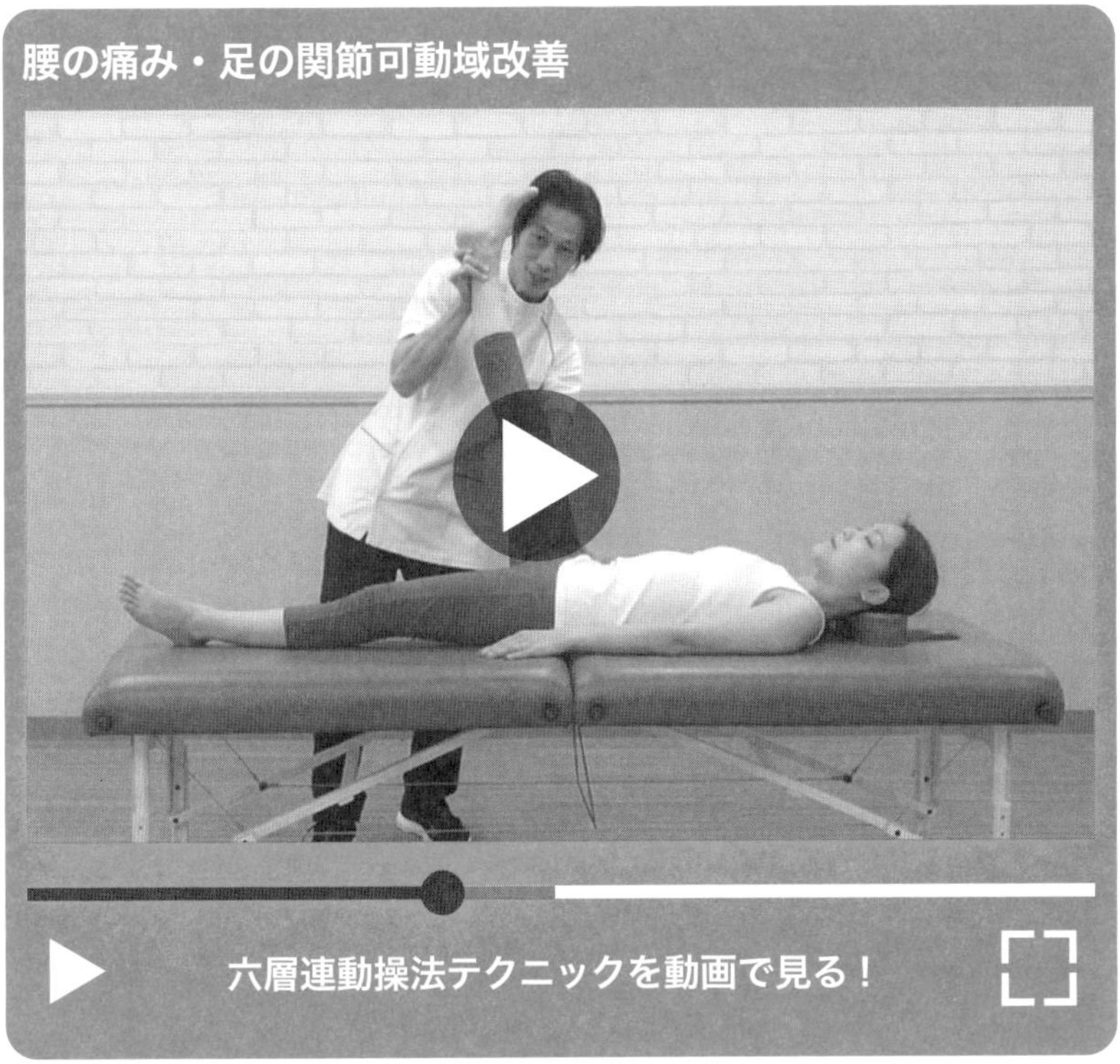
腰の痛み・足の関節可動域改善
六層連動操法テクニックを動画で見る！

↑ QR コードからアクセス↑

例③　膝の痛み、むくみ改善

最初に正座をして、踵とお尻が付く感覚を記憶しておいてください。

膝関節を30度ほど曲げて、内旋（内回し）すると下腿筋膜（膝下部分全体）、特にふくらはぎ部分が張ってくるのが分かると思います。さらにほんの少し内反（内側に少し圧を加えて）してください。

そして、ふくらはぎがパンパンに張った状態で弱い力で足部を曲げる方向に押していってください。

すると強い抵抗感を感じると思います。その抵抗感を維持したまま、同じ力でしばらく曲げ続けていってください。（強い制限範囲内にて）最後まで曲げきったら、そちらの足の方だけが細くなっています。試しに再度正座をしてみてください。

膝の手技を行った方が踵とお尻がしっかり圧迫されているのが分かると思います。

歩いてみるとそちらの足の方が軽く感じられるかと思います。

実際、エビデンスデータも取得しており、平均0・4㎝ほど下腿周径が減りました。特に足のむくみが強い方では下腿周径の減少が大きかったのです。

もちろん手技を行った膝関節に痛みがある方であれば、痛みも減少していると思います。

実際、私のセミナー生からもこんなに減ったと喜びの写真が届いておりましたので、公開させていただきます。

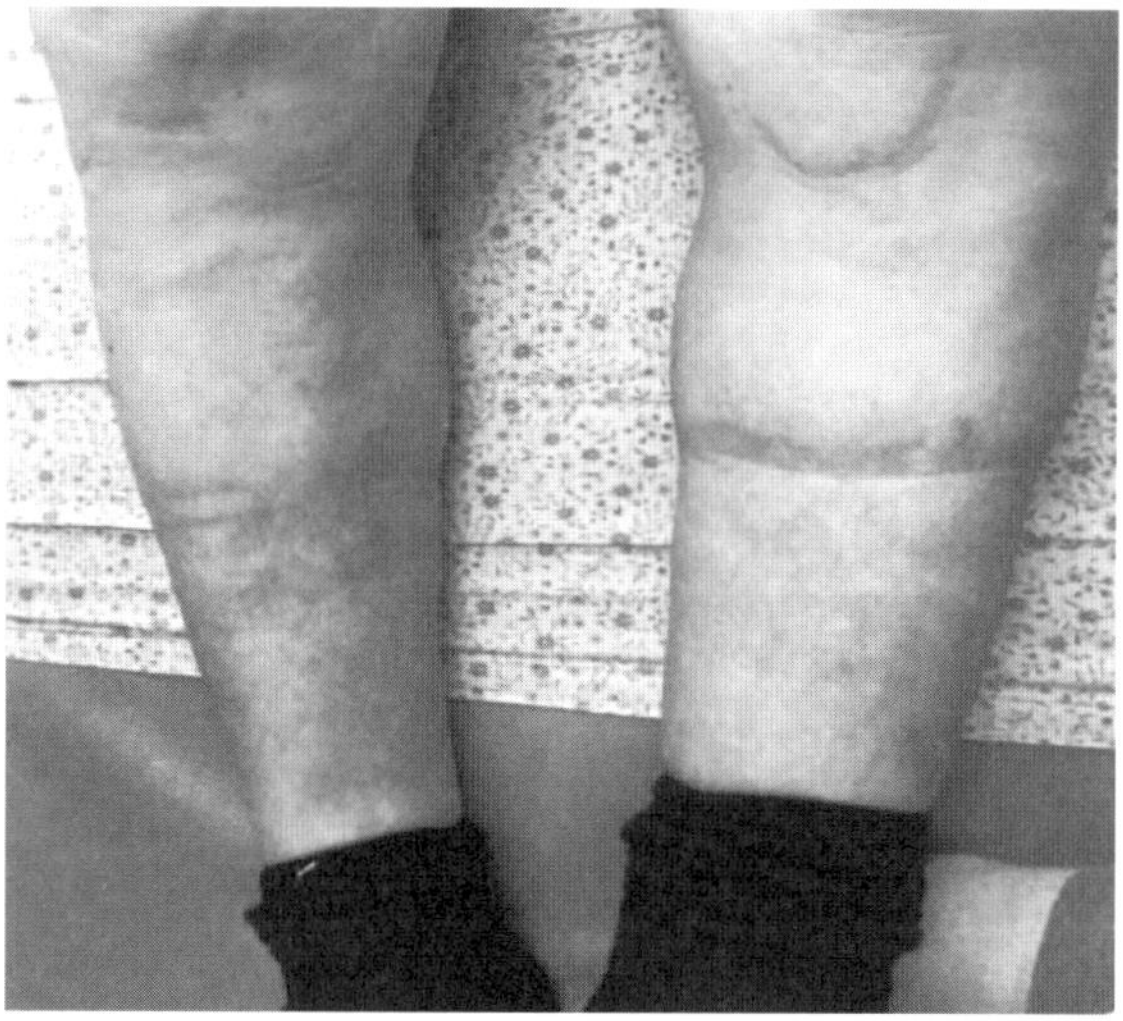

左側が実施した足

膝の痛み・むくみ改善

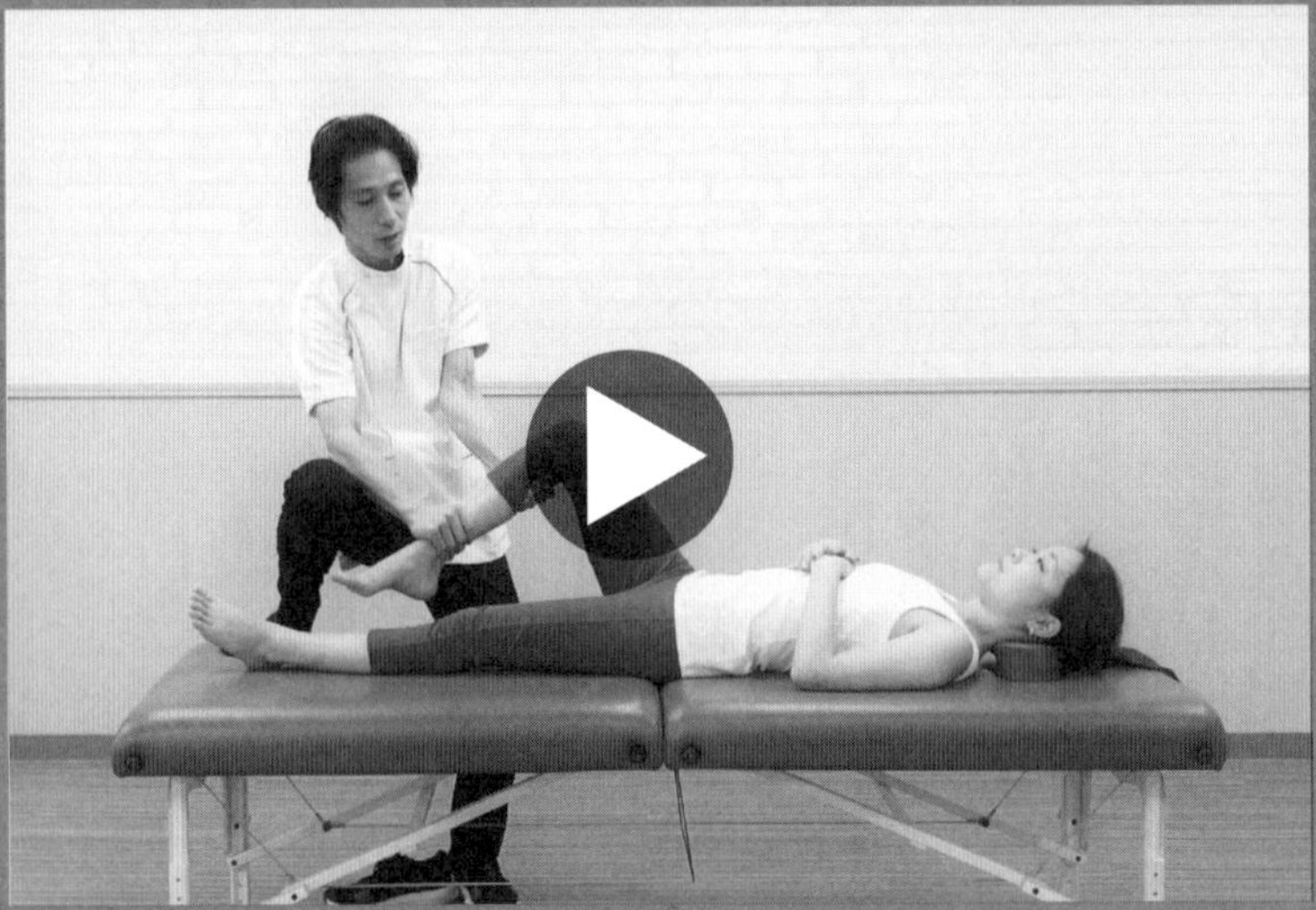

六層連動操法テクニックを動画で見る！

↑ QR コードからアクセス↑

PART 5

治療の本質

1　一生治せる治療家を目指して

小手先のテクニックでは効果は長続きしない

木と根っこの話をさせてください。

左のページのイラストの、どちらの根っこの方が木が太く生えていると思いますか？

そうです、右側の木です。

木の根っこは表面からは見えませんが、木が生えるために最も重要な部分です。

木の根っこが貧弱（知識が抜けている）であることは、施術を行うためにその患者様の情報量が少なすぎることを意味します。

たとえ小手先のテクニックを学んでも効果は長続きしないのです。

木の葉っぱを、木に無理やりにくくり付けようとしているものなのです。

たとえば、この手技を覚えたから、使ってみた。結果、2人はある程度改善したけれども、1人はほとんど効果がなかった。さらに結果が出ないことが立て続けに起こった、となるとこの手技は効果がない手技だから、使うのはやめて違う手技を使っていこう。こうなっていくのは小手先のテクニックだからです。どんどん葉っぱは散っていくことと同じです。

重要なのはなぜこの患者様には効果があって、この患者様には効果がないのか

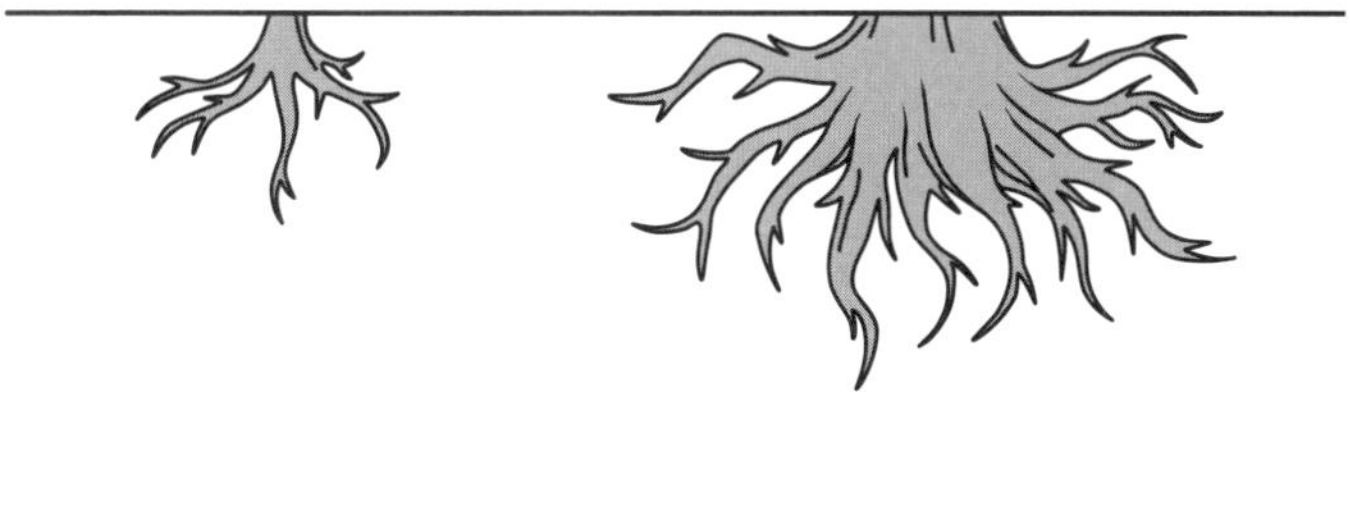

外から見えている世界

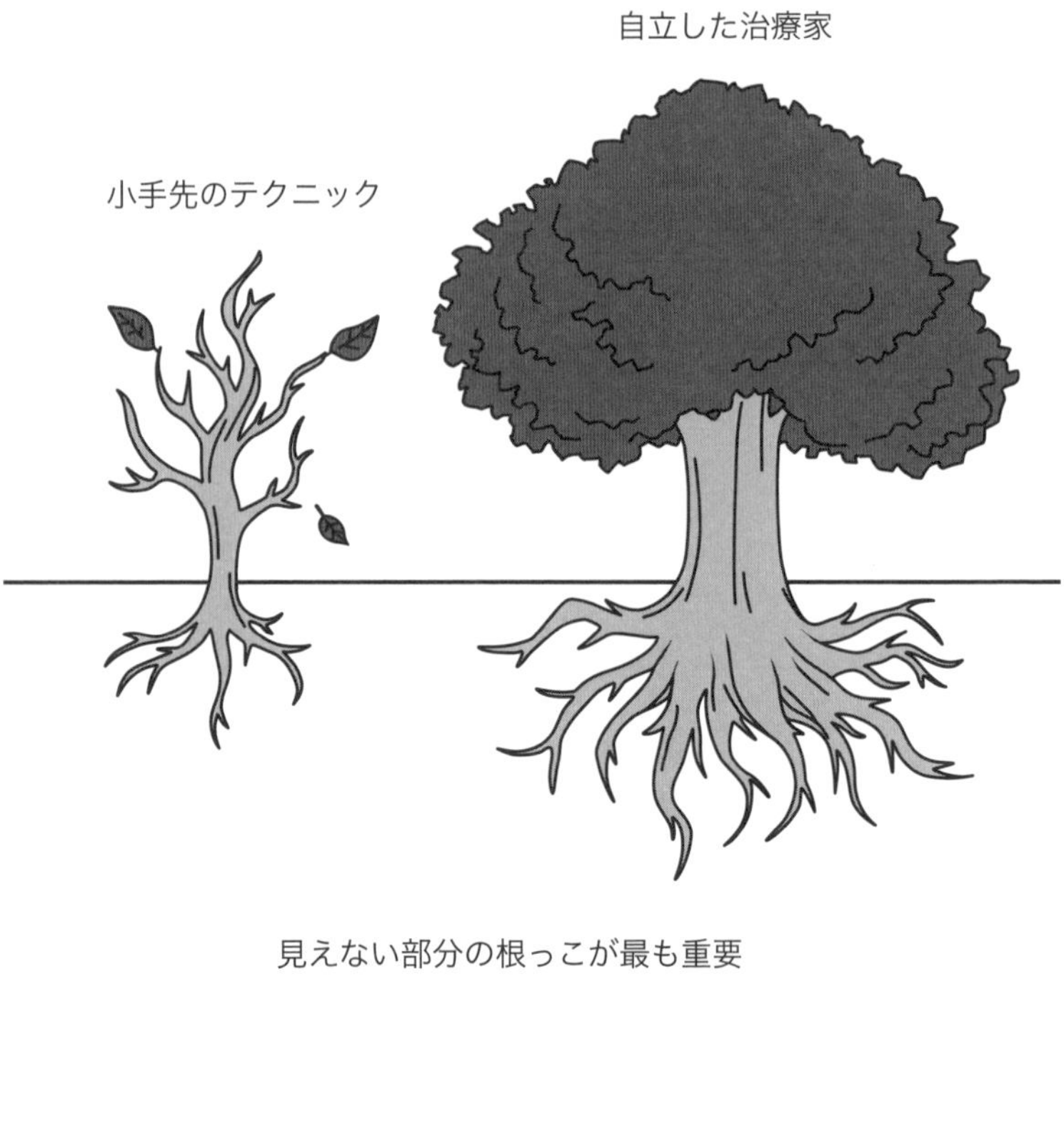

見えない部分の根っこが最も重要

を知るという根本的なことです。木に葉っぱを多く茂らせるためには、「木の根っこ」そのものを成長させることが必要不可欠なのです。

これを治療家にたとえると、木の根っこの部分、つまり、根本的・基礎的な知識を多く身につけなければ真の治療家にはなれないと考えています。

ポイント

根本的・基礎的な知識を多く身につけなければ真の治療家にはなれない。

2 医学に基づいた治療

医学の知識がない施術家は生き残れない

真の治療家になるために私が最重要視しているものの一つが、医学的知識です。学問として成立している分野は土台がしっかりしています。それが、木の根っこの部分の一つなのです。

ヒポクラテスは紀元前約400年前の医者です。彼の時代から約2400年もの間蓄積されてきた記録や結果がありますから、そこにかなり治療のヒントがあるのは間違いありません。

医学の知識がない施術家は、今後、特に規制が厳しくなる中で生き残ることは難しいと思うのです。

医学を毛嫌いする先生方が多いのが現状です。

病院に行っても、年のせいだから痛くても仕方がない、とか、痛み止めだけ出されて結局変わらなかった等、病院に対する不信感が根底にある方もおられるかもしれません。

そのため、医療には頼りたくない、そういう発想になるのも分かります。

しかし、ドクターを含めて医療分野の人たち全員がそんな体質を持った方達ばかりではありません。スーパードクター、名医と言われる先生方、そういう先生はとてつもない量を勉強されております。

手術は私の得意分野だからと、解剖の知識なしに勝手にやり方をアレンジして手術を行ったら大変なことになるのはお分かりですよね。

学問として成立していない（土台がない）理論は不安定なので、長続きはしません。どこかで辻褄が合わなくなりますし、すぐに理論も変わっていきます。

ですから、土台がない理論を覚えるよりは、その時間を学問として成り立っていることを学ぶことに費やす方が近道だと私は思うのです。

六層連動操法は医学を土台にして作った理論の上に成り立った手技です。

そのため、今後の発展は間違いなく、土台は覆されないので、大きく理論が変わることもありません。

六層連動操法のセミナーでは医学的な知識が少ない方であっても、実践で学べます。学ぶべきことを六層連動操法と関連付けながら無理なく覚えられるので、忘れにくく、独立した治療家へと育てて上げて差し上げることが可能なのです。

ポイント

六層連動操法のセミナーは、独立した治療家に育て上げることが可能。

3 評価なくして精度は上がらず

自分の能力や経験として蓄積させるために

治療家の先生方、色々な手技をあれこれ試して、そのまま終わりにしてはいないでしょうか？

やったらやりっぱなしで、原因が何でどう改善されたのかが分からない。

そうなると、自分にフィードバックが返って来ないので、自分の能力や経験として蓄積されていきません。

パソコンを例にとってみましょう。

パソコンがフリーズをした時のことを思い出してください。原因を突き止めないで、あれこれ、いろいろ試しても直らなかった経験があるかと思います。

たとえばハードディスク容量がいっぱいになったことが問題なのに、まず電源を切ってパソコンを再起動しても、その場ではフリーズは治まるかもしれませんが、またしばらくすると同じ現象が起こります。そして、それ以上パソコンは速くはなりません。


つまり、それは対症療法に過ぎないのです。そういう場合、フリーズした原因が何かを突き止めることが先決ですよね。


これを分かりやすく、人の身体でたとえてみましょう。

肩関節の痛みというと、肩甲上腕関節をすぐに思い浮かべると思います。しかし、肩関節痛の原因部位は肩甲上腕関節にあるとは限らないのです。

肩甲胸郭関節が原因、つまり肩甲骨が肋骨から動けなくなっているがために、肩甲骨と上腕骨がぶつかってしまっているのかもしれません。

それなのに肩甲上腕関節に効果がある手技をいくつも試したところで、良くはならないのです。肩甲胸郭関節が動かないのであれば、それに適した手技を選択する必要があることはお分かりかと思います。

ここで、一つ簡単な体験をしていただきたいのですが、身体を丸めて両手をバンザイしてください。

次に背筋を伸ばして、両手をバンザイしてください。

違いは一目瞭然だったかと思います。

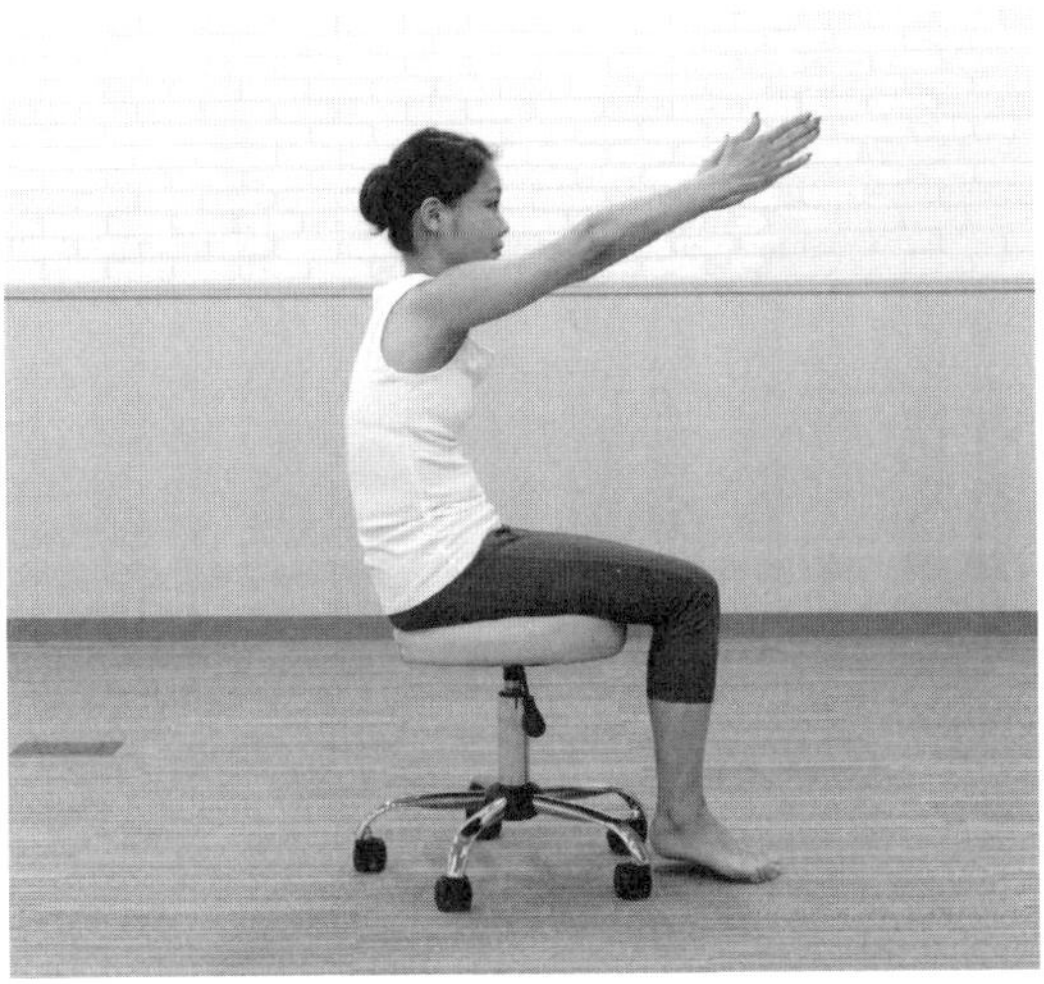

背中を丸めてバンザイ

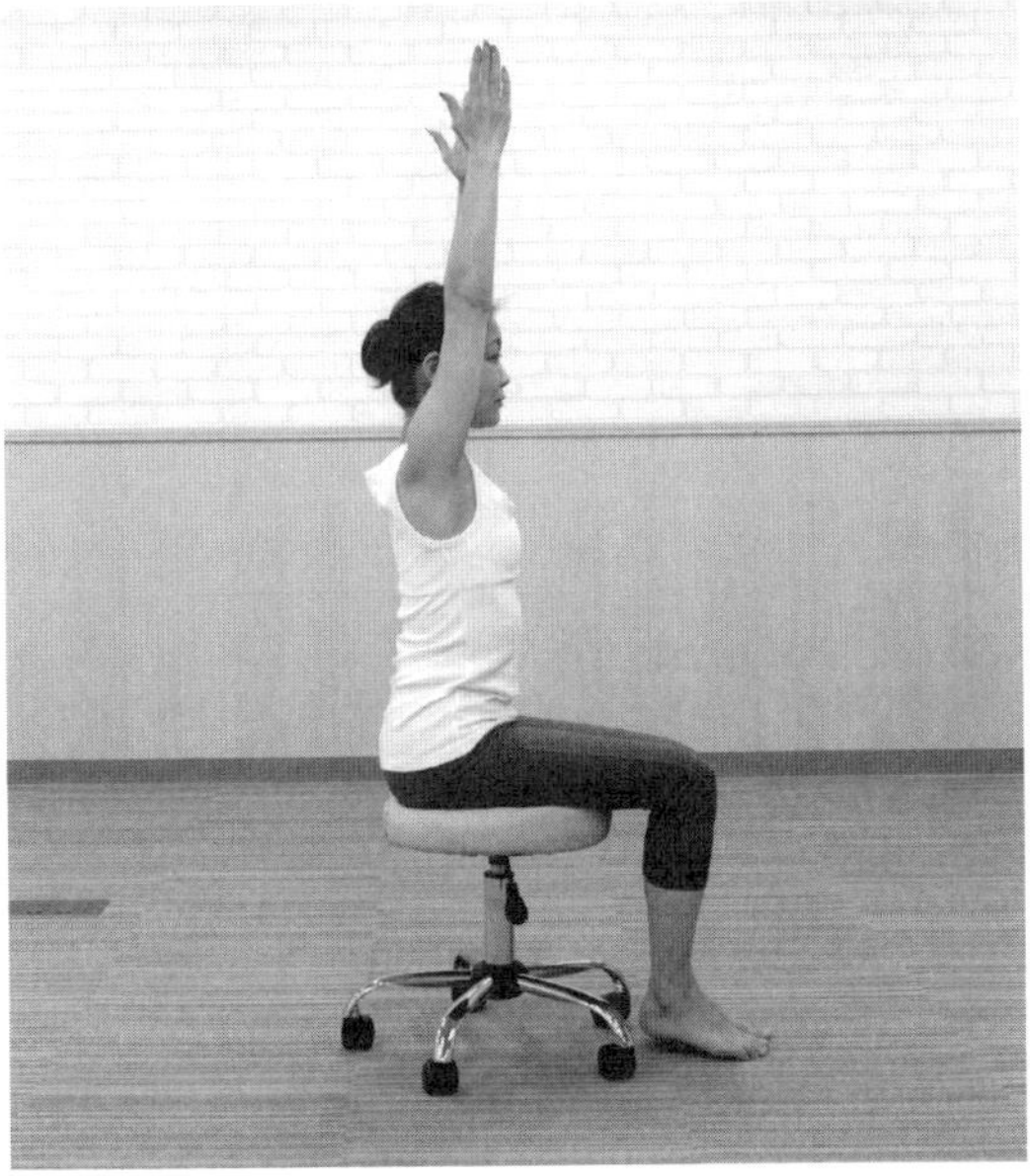

背筋を伸ばしてバンザイ

背筋が丸まると、肩甲骨は外側に移動していき、肋骨背面から逸脱していきます。その場所で手をバンザイさせると肩甲骨の肩峰と上腕骨がほとんどの確率でぶつかってしまいます。背中の筋肉もしっかり働いてくれなくなってしまいます。

そのため、この状態で肩甲上腕関節の中身の動きが、たとえ改善されたとしても、猫背の姿勢が問題なので、根本的な解決にはなっていないのです。

根本的な原因がどこにあり、何を解決することが本当の治療に結びつくかを吟味する必要があることがお分かりになるかと思います。

ポイント

根本的な原因を追求し、それを解決しなければ、治療にはならない。

4 六層連動操法の評価

六層連動操法の施術の楽しみ

では、正しい評価はどのようにしていけばいいのでしょうか？

たとえば、股関節外転動作（足を開く動作）は股関節で動くものと決めつけていませんか？

もちろん、股関節も外転動作の因子ですが、それだけではありません。

実際には股関節外転動作は股関節から始まり、仙腸関節が動き、腰仙関節、腰椎、胸椎と徐々に上に上がって外転角度が大きくなっていくのです。これを前提に六層連動操法の横方向の連動性評価はできています。

まずは側臥位（横向き）で足を外転（外に開く）させていき、どこで抵抗があるのかを評価していきます。

股関節であれば、約10度外転で固い制限、骨盤であれば約20度外転で固い制限、腰仙関節であれば約25度外転でソフトな制限、その上の腰椎、胸椎レベルの詰まりであれば徐々に外転角度が開きながら、ソフトな制限があります。

このように、全て足を外転して抵抗がある場所でその制限因子がどこに当たるのかが分かります。その他にも恥骨の制限、胸郭前面、後面の硬さの制限、背部の筋の硬さ等が足を通して全て分かってしまうのです。


このように、六層連動操法の評価は解剖学や運動学に基づいて行われており、その見地から明確な原因を探っていきます。治療法はそれに基づき、ふさわしい手技を選択します。そこに六層連動操法、施術の楽しみがあるのです。

ポイント

六層連動操法の評価は、解剖学や運動学に基づいている。

それをベースにふさわしい手技を選択する。

5 セミナー生が間違えやすいアプローチ例

最初にしっかり評価して原因を突き止めるのが重要

六層連動操法のある手技を何回も行っているのに痛みが改善しない、自分のやり方が間違っているのではないかと悩む生徒がおられます。前後で評価したのか尋ねると、可動域は改善しているけれど、痛みが軽減していないと言われます。

このことについて考えてみましょう。

その手技で狙ったものが痛みの原因部位であるならば、可動域の改善と共に痛みの軽減が図れていることがほとんどなのです。

自分が行っている方法が制度が低いからだと考え、何度も同じ手技を繰り返し行っている方も多くみられます。しかし実際は痛みの原因は違う場所にある。つまり、手技の選択が間違っている確率が高いのです。そのため、重ねてお伝えしますが、はじめにしっかり評価をして原因を突き止めることが重要となるのです。

さらに、痛みに変化がなければ原因が違うのだと、再評価をして、疑わしい個所を突き止めて、それに見合った手技に切り替えていく必要があります。

六層連動操法は習熟することにより、張力がどこにあるかで、その痛みの原因部位が分かるようになっていきます。六層連動操は実践していくことによって、どんどん技術が習熟していく楽しみがあるのです。

ぜひ、六層連動操法にはまってみてください。

ポイント

可動域や痛みが変わらないのは、アプローチ方法が間違っている可能性が高い。

PART 6

喜びの声

喜びの声

六層連動操法は、施術を受けた方、施した方から驚きの喜びの声をいただいております。そのいくつかをご紹介します。

患者様の声①

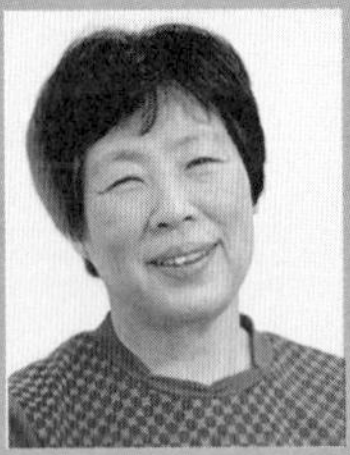

杖なしでは100メートルも歩けなかった股関節痛患者の川上好恵様が、たった1回の施術でスタスタ歩けたんです！

「足にびっしりとお灸の跡がつくほど鍼灸院に通ったり、整体院で電気治療をしてもらったり、もちろん病院にも行きました。少しは楽になりましたけど脚を引きずらないと歩けないので、外出時は杖がほとんど手放せないような状態でした。でも、この手技を1回15分ほど受けただけで、痛みも全然なくて、ベッドから降りた瞬間に、あ、痛みがないってハッキリ分かりました。**これなら、杖、いらないです！**」

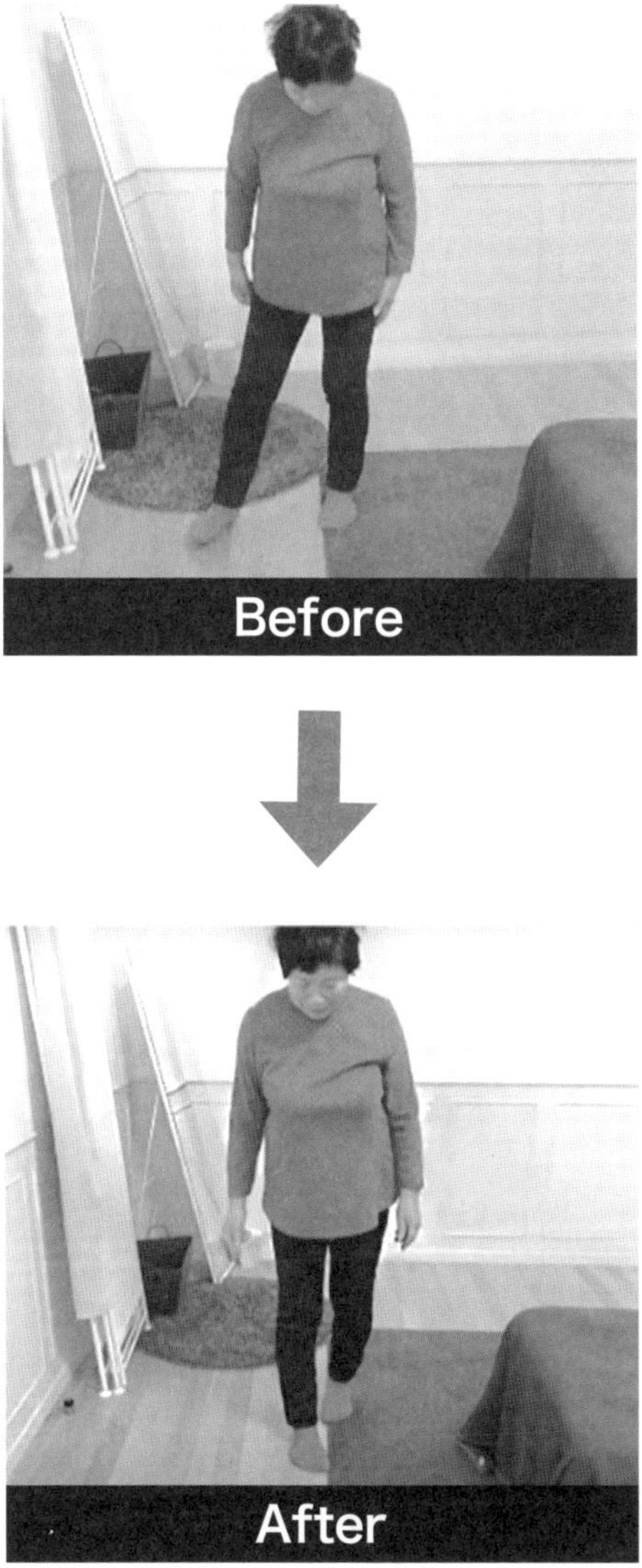

患者様の声②

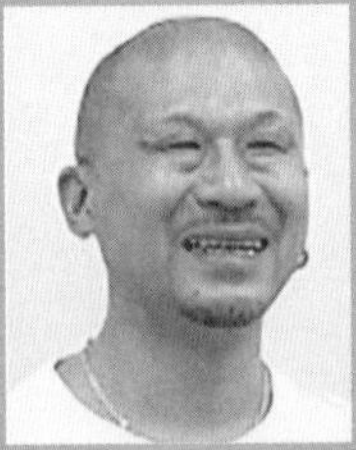

15年以上続く腰痛で再手術を勧められていた佐藤昌利様の痛みがなくなった！

「20歳の頃からずっとヘルニアで一度は手術も経験しましたが、痛みは全くとれることがなく、くしゃみをしただけで動けなくなってしまいました。正直諦めていましたが、いやもうビックリなんてもんじゃないですよ。ちょっとかがむのも怖くてできないくらい痛かったのに、15分くらい施術してもらっただけで、痛みが全くなくなったんですから。あれ？　腰が軽い……って言うか、もう痛くない！　良くなったとか軽減したなんていうレベルじゃなくて、**完全に痛みがなくなったんです**」

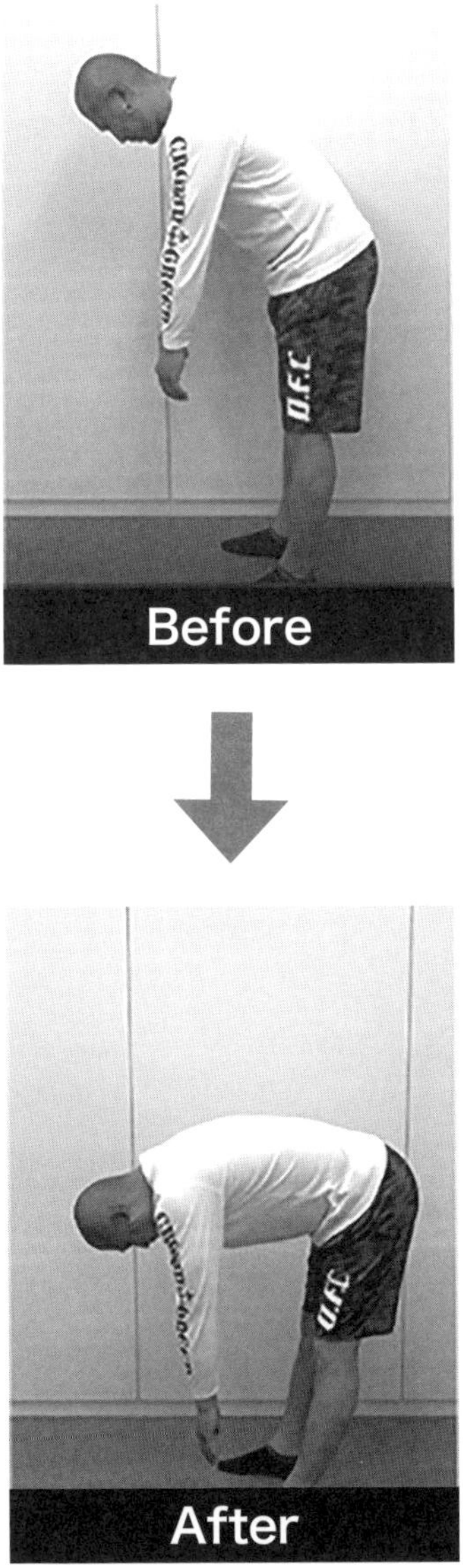
Before
After

患者様の声③

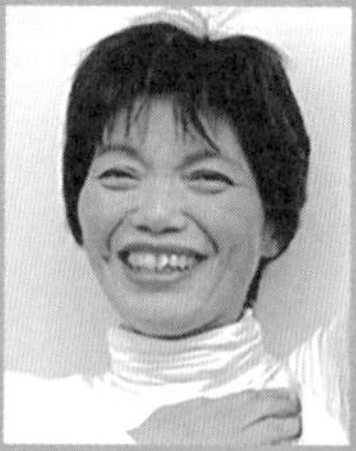

交通事故と肩腱板断裂のせいでガッチガチに石灰化していた両肩が、１回の施術で羽のようにふわふわになった小林明美様。

「最初は追突でした。その後腱板断裂をしてしまい、ガチガチを通り越してギチギチって感じで、お医者様にも完全に石灰化していると言われました。肩の可動域なんてほとんどなかったのに、１回施術してもらっただけでもうゆるゆるふわふわ！　驚きです、石灰化って治るんですね。肩が自由に動くっていうのがもう数年ぶりだったので、しばらくは自分の体じゃないみたいでした。そしてもう一つ驚いたのが息をするのが楽になっていたんです！　体が完全に生まれ変わってしまいました。**お医者さんにかかるより先に出会いたかったです**」

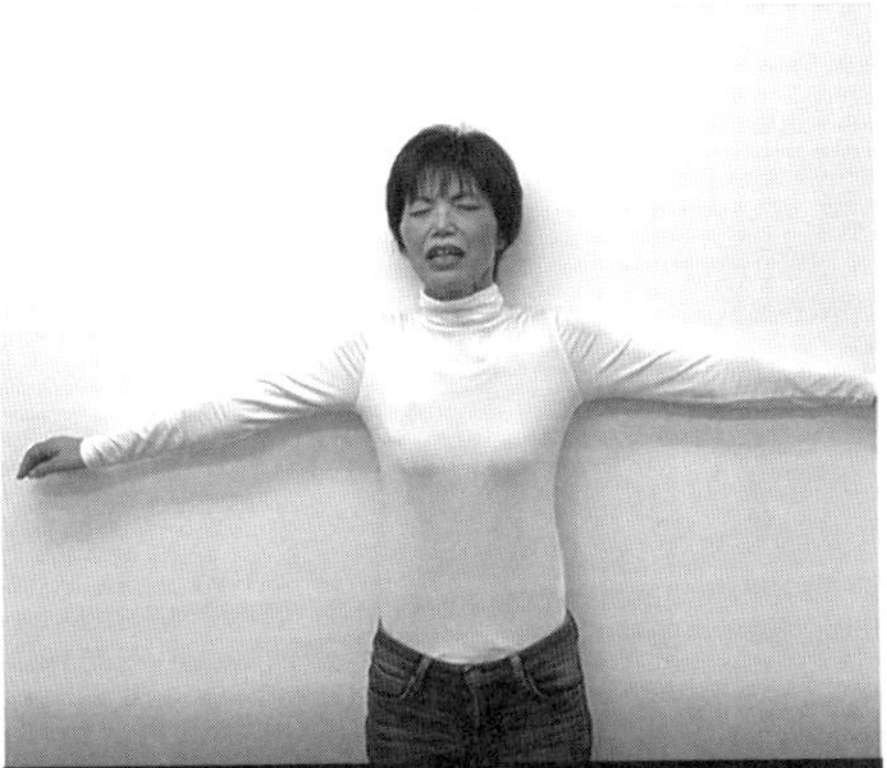
Before

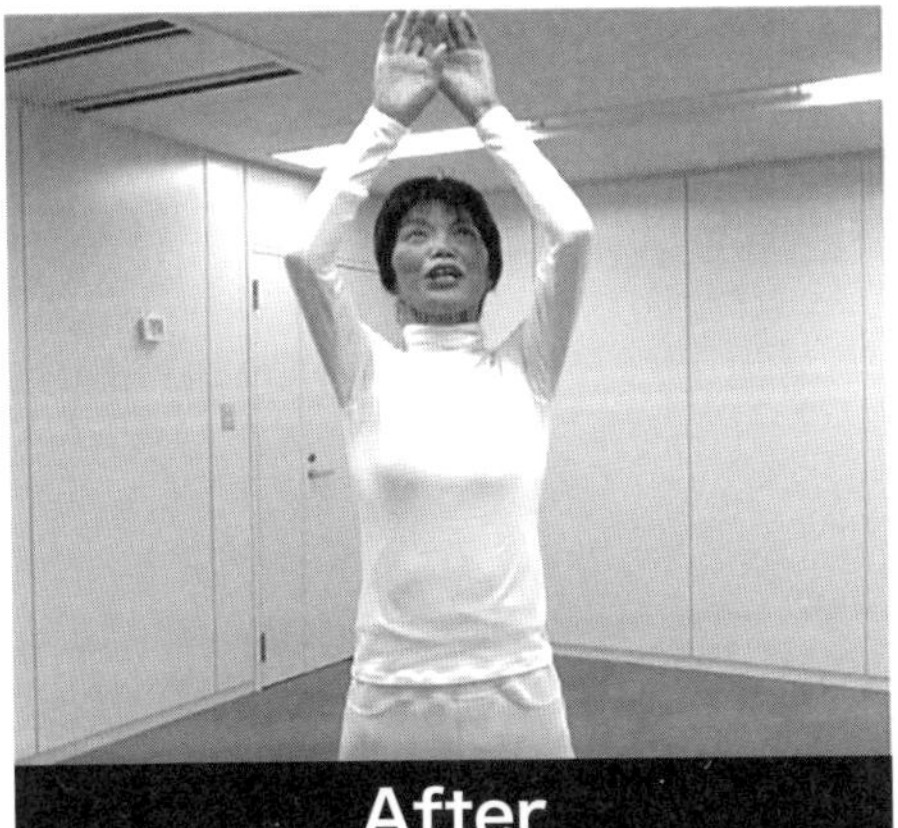
After

施術者様の声①

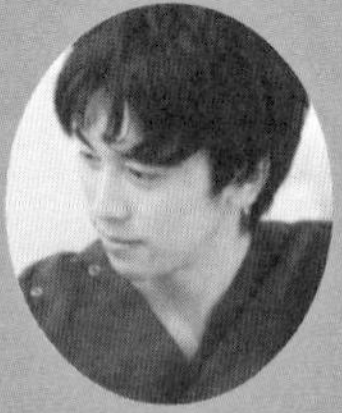

どんなに重度の症状でも、この手技なら1回で痛みが取れて再発しないんです。
今、結果に悩んでいる方にこそお勧めします。

〈いろどり整骨院　江上雄治先生〉

Q 六層連動操法の魅力は何でしょうか？

今まで手が出せなかった重度の症状でも、１回で結果が出せるようになり、施術に自信を持てるようになったことですね。六層連動操法の他にないポイントは、何と言っても治療効果の高さと持続力の２点だと思います。

キッチリ技が決まれば**その場で痛みを取りされるのはもちろんのこと、後戻りもなく再発しない**。持続力の高さで言えば圧倒的に突き抜けているのではないでしょうか。

今までだったら躊躇していたレベルのガチガチの硬結でさえ、１回やればふにゃふにゃになってしまうので、以前と比べて段違いに自信がつきました。

結果的に**紹介での患者さんが依然と比べてものすごく増えて、いわゆる「予約帳が真っ**

黒」という状態になれました（笑）。予約が取りづらい人気院の仲間入りをできたのは、間違いなく沖倉先生の六層連動操法のお陰です。

私の施術例

■杖を突かないと歩けない膝痛患者さん。初回の施術で杖なしで歩けるようになり、3回目の施術では痛みも消失！　日常生活を取り戻してあげられました。

■肩関節の腱板断裂と五十肩を併発した患者さん。3年以上上がらなかった右腕が、治療後には耳近くまでスーっと上がるように。

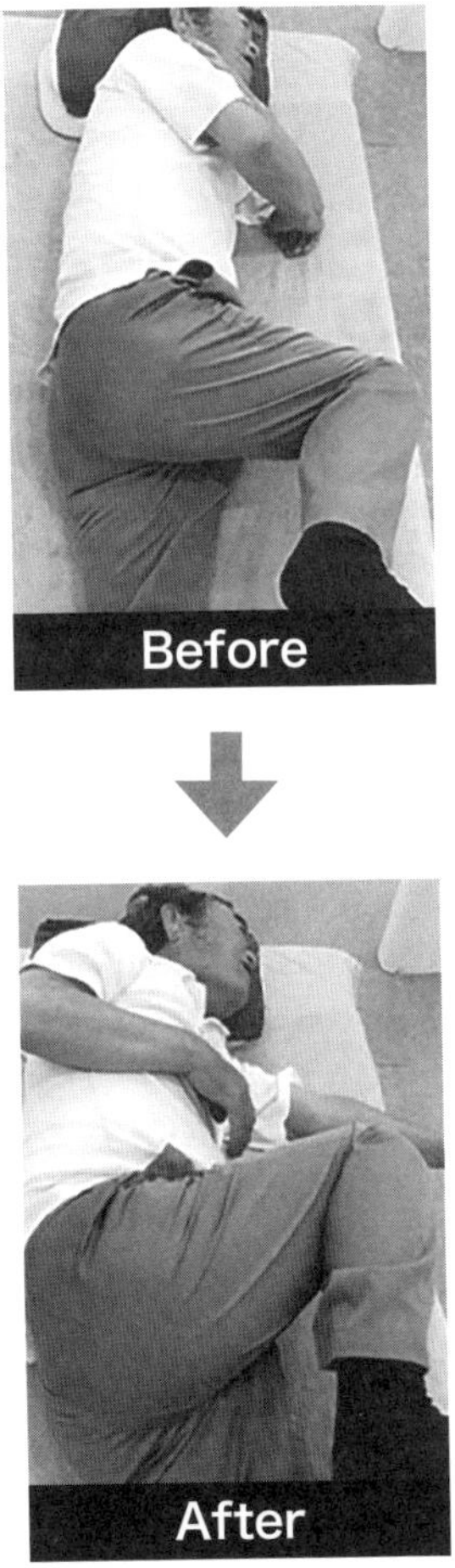

施術者様の声②

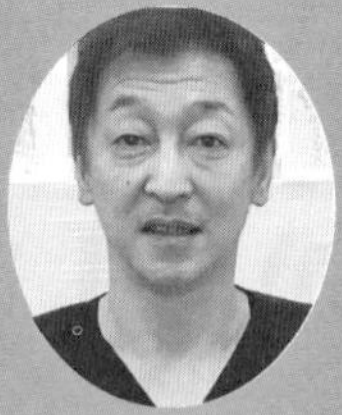

経営面にも嬉しい変化が！
保険治療から自費治療への移行のキッカケになり
自費治療の収入はなんと約10倍に！

〔かない整骨院　金井俊和先生〕

Q 六層連動操法の魅力は何でしょうか？

私は限られた施術時間でより高い治療効果を出す方法を探していました。筋膜についてよく耳にするようになっていたので勉強しようと思っていた矢先にこの手技を知りました。六層を学んだ今では「筋膜」についての知識だけでなく感覚的なことまで**自信をもって話ができるようになっています！**

この手技の良さは短い時間の施術で寝たきりのような重症患者にでも1回で結果を出せるところです。何よりも嬉しいのは脊柱管狭窄症と膝人工関節の手術から寝てばかりになっていた父を改善できたことです。

この手技はシンプルで即効性があり治療効果も高いのが非常に魅力的ですが、**何よ**

りも筋膜の緩む「ニュルーッ」とした感覚にハマっています（笑）。

この感覚はただ楽しいでだけではなく、しっかりとその後に変化が出る合図です！　特に可動域の変化は患者さんと改善を一緒に確認できるので、リピート率も上がりました。

私の施術例

狭窄症と人工関節の手術で筋力が低下し、半分寝たきりの患者さんが、たった20分の施術で、毎日30分も歩けたり、自転車にも乗れるようになりました！

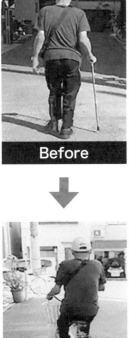

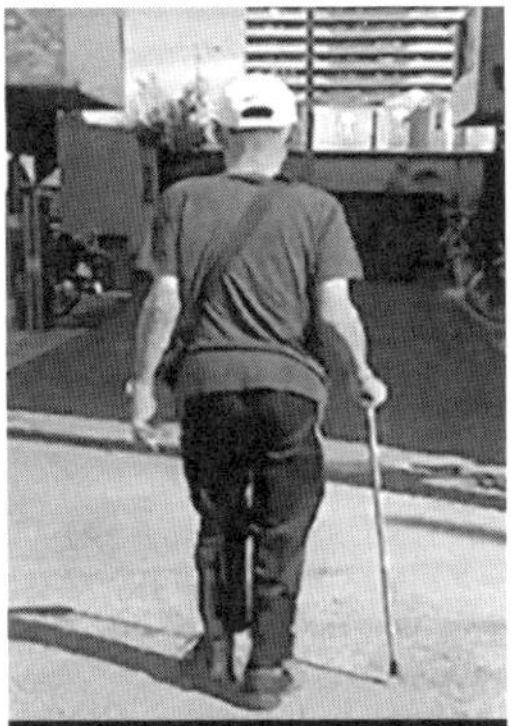
Before

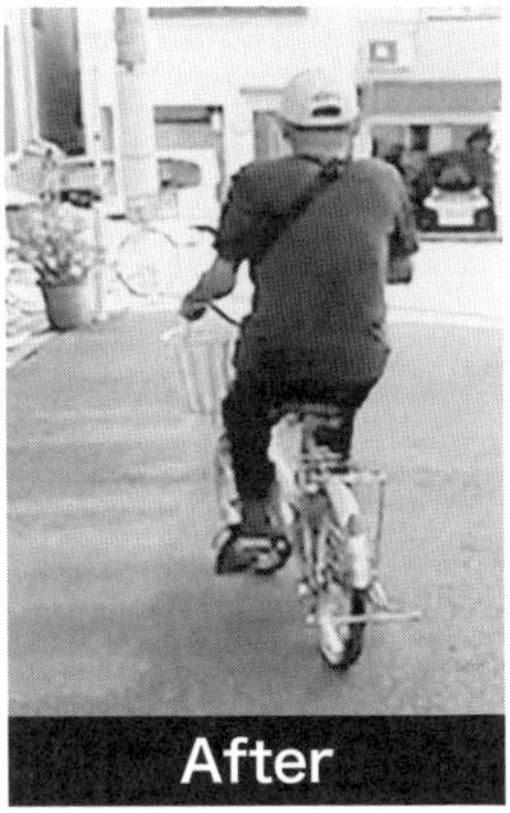
After

施術者様の声③

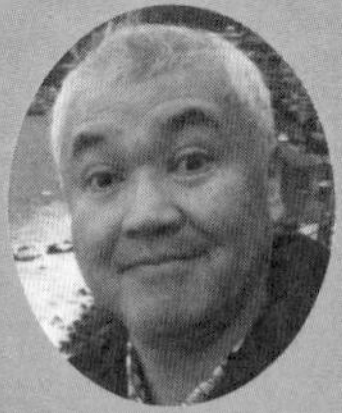

私はフランスのパリで出張整体をしているのですが、六層連動操法を施術に取り入れてからは毎日出る結果に驚かされるばかりです！

〔フランス・パリ在住　出張整体　光野伸二先生〕

Q 六層連動操法の魅力は何でしょうか？

パリで出張整体をしている時に、偶然知った六層連動操法にとても驚き、治療効果に惚れ込み、すぐさま日本に帰国してこの手技を学びました。

今ではフランスに手技を持ち帰って施術に取り入れてますが、時間がたっても毎日出る結果に驚かされるばかりです！　私の周りには肩痛で悩んでいる患者さんが多いのですが、国が変わってもその治療効果は変わらず！　毎日、フランス人の肩、腰、膝を治しまくっています。「外科手術以上」という通り名が偽りでないことを実感しています。六層連動操法は、数ある手技の中でも、最も顕著で確実な結果を出せる手技だと思います。

私の施術例

この患者さんは14年前に転倒して以来、どんな施術をしてもとり切れない謎の肩痛に悩まれていた方です。

ところがたったの**1回、六層連動操法を用いて施術したところ、肩痛は消え、耳までスッキリと腕を上げることができるようになったんです。**

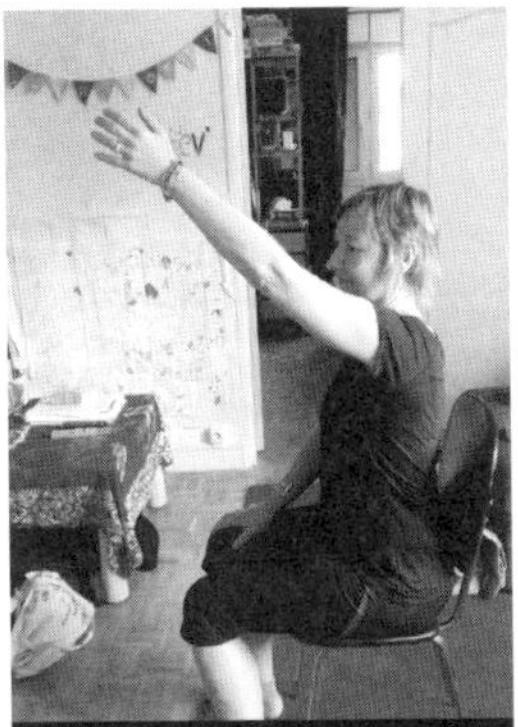

Before

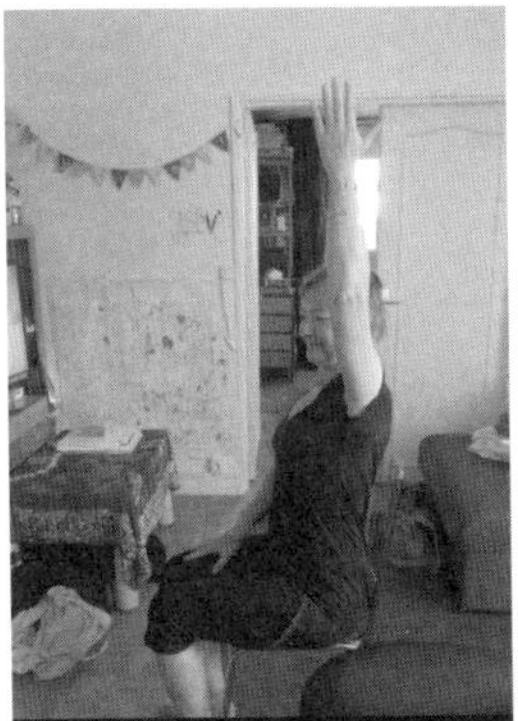

After

施術者様の声④

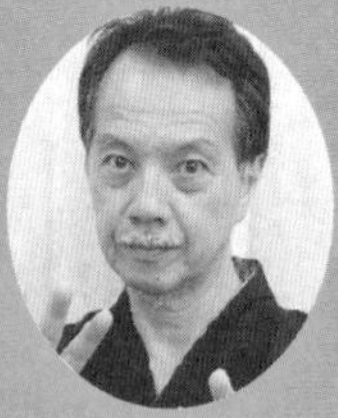

あらゆる患者さんの症状を改善できて、「先生、凄いです！また来ます！」という感謝の声をいただける治療家になれました。

〈HIGAKOかつや整骨院　藤井克哉先生〉

Q　六層連動操法の魅力は何でしょうか？

「先生に出会えて本当によかったです！」これは、この手技を使って治療した70代女性からいただいたありがたいお言葉です。

この患者さんは足関節の捻挫で**病院に3年間通って、痛みが取れず歩行困難だったそうです。**買い物は自転車かタクシー。家事も長時間の自立が厳しいのでままならない状態でした。六層連動操法を使って両関節の施術をしたところ、初回の施術で痛みが劇的に改善！**「先生、なんで？　痛くない！」と喜び、固まっていた関節を何回も曲げ伸ばししておられました。**3年病院に通ったとのことでしたので、私も1回でこの結果が出せたことに驚いてしまいました（笑）。

私の施術例

柔道の稽古で右膝を痛めた、**体重１００キロを超える患者さんが杖なしで立てるように**なったのも印象的な施術でした。

この患者さんは病院でＸ線診断をするも骨損傷はなし。怪我から2週間経っても痛むので来院されたそうです。内心、ちゃんと治せるかな……と不安に思いながらも、六層連動操法の効果を信じて施術することたった数分。**「マジっすか？杖要らないやん！」**と驚きと喜びの声を上げられて、患者さんがスクっと立ち上がったんです！　施術前は杖をついていたのですが、左の写真にもある通り**片足で立てるまで改善**し、颯爽とお帰りになりました。

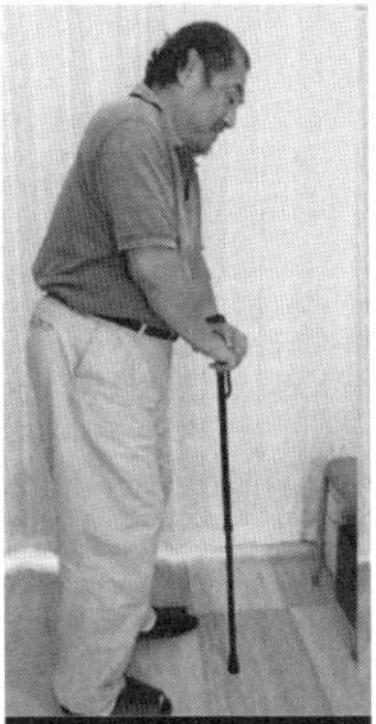
Before

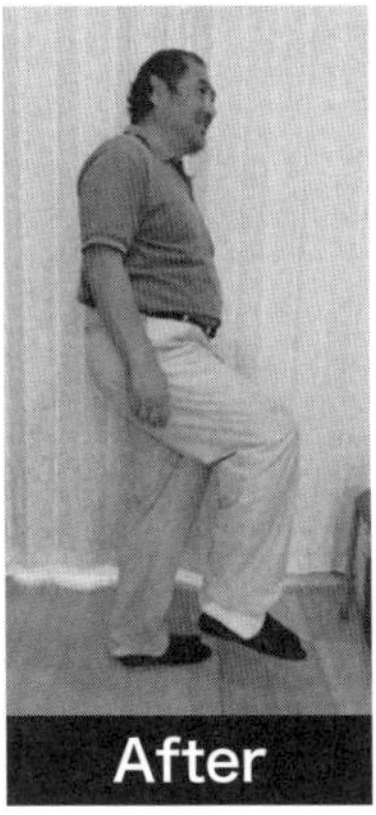
After

施術者様の声⑤

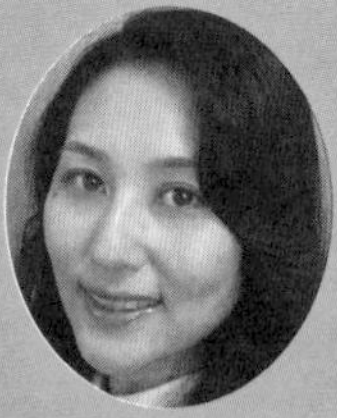

他業種から思い切って整体の道へ。そんなまったくの素人の私でも、医師すらお手上げの石灰化症状を1回の施術で完治させられました。

〔カナリア整体院　梅田加奈先生〕

Q 六層連動操法の魅力は何でしょうか？

私はもともと他業種で働いており、整体に関してはまったくの素人でした。自宅で行える整体を始めようと思っていた時に六層連動操法を知ったのですが、とはいえ、整体に関する知識もないので、学び始める前は整体に対して「めんどくさい」「疲れそう……」といったイメージが。でも、実際に手技を習ってみたところ、驚きの結果が得られたんです！

私は六層連動操法には2つの良い点があると思っています。一つは再現性の高さで、もう一つはアプローチがとても簡単なことです。今では手技力に自信もつき、開院の決意ができました。患者さんを治せるのが楽しみです。

私の施術例

とくに印象的だったのは腕が身体の横につかないほど肩が石灰化してしまい、痛みがある患者さんの施術です。病院に行ってレントゲンを撮って診察してもらったそうですが痛みは改善せず、夜も痛みで眠れないことも……。六層を習ったばかりの施術で不安もありましたが、5分ほど施術しただけで痛みが激減！　翌日、「久しぶりにグッスリ眠れた」とのメールをいただき、非常に嬉しかったです！

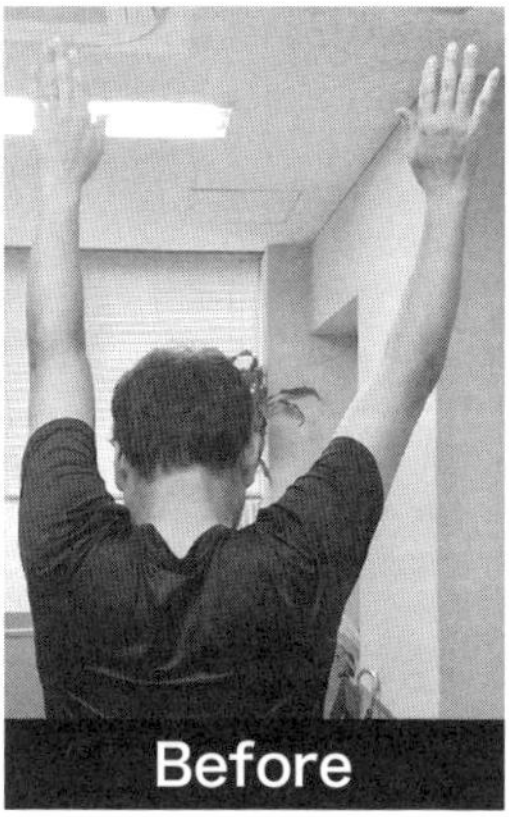

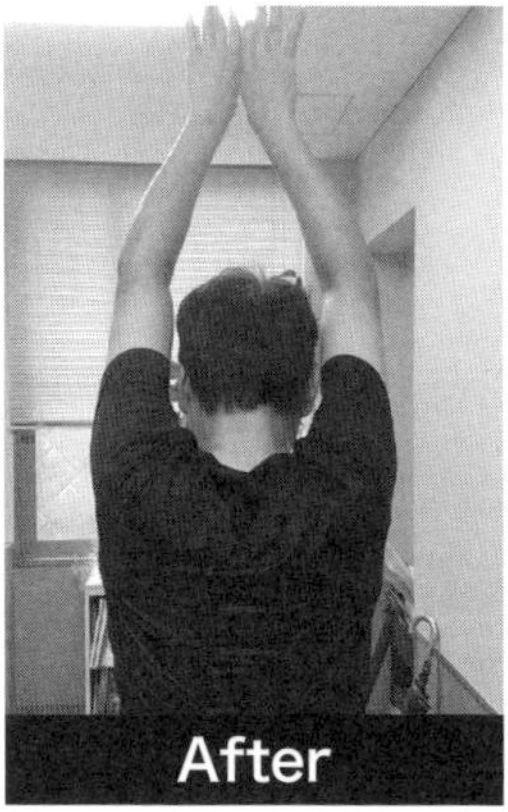

おわりに

「はじめに」でお伝えした通り、六層連動操法は筋膜の感覚を通して行う手技です。まずは手技の型を覚えていただくのですが、筋膜の感覚が分かってくるにつれて、どんどん六層連動操法の手技は上達していきます。脳の感覚野が育ってくるのです。リアルタイムの感覚を通して、ゲーム性と中毒性があるため、この手技にはまってしまえば技術自体が急成長していくのです。

気が付いた時には他の治療家が追いつくことができないレベルの治療家になっていることでしょう。

私は　病院勤務時代、15年間もの間、多くの重度な症状をお持ちの患者様を診てきました。

全身屈曲期拘縮を起こしてしまい身動きが取れない患者様、腰痛で起き上がることができない患者様、肩痛で夜も眠れない患者様など、普通の生活をしていたらほとんど携わることのできない経験をしてきました。
そこで、患者様が一番に訴えていたことは何だったのでしょうか？
それは「痛み」です。
痛みがとれれば寝たきりでもいい、痛みがなくなれば、死んでもいい。そこまで痛みで辛い思いをしている患者様が沢山いらっしゃいました。

一つの病院だけでもこんなに多くの痛みに苦しんでいる患者様がおられるのです。全国にはさらに痛みで苦しんでいる患者様が沢山おられます。その患者様方のためにこの手技を広められないかと願い、現在、六層連動操法を広める活動をしております。

ぜひ、六層連動操法を広めるパートナーとして、まずは六層連動操法を実践していただければ幸いです。

令和3年3月吉日

沖倉国悦

沖倉国悦

1979年埼玉生まれ。埼玉県狭山市のリハビリスタッフ130人を超える病院にて理学療法士として15年働く傍ら、テコの原理で深部の痛みの元に直接働きかける「六層連動操法」を独自に開発。2019年4月に整体業界に公開した六層連動操法の教材プログラムが異例の販売数を突破。その後、独立、「六層連動操法」を広めるセミナー活動を継続しながら恵比寿・白金台の独自サロンにて多くの患者の人生を変えている。受講生の延べ人数は2021年1月現在1200名超。『健康365』、『Tokyo headline』、『BICYCLE』、『日刊ゲンダイ』など掲載多数。

六層連動操法URL　https://okikurakuniyoshi.com/

※沖倉先生へのお問い合わせはこちら
https://rokusourendousouhou.com/book/contact/

痛《いた》みゼロの最新筋膜《さいしんきんまく》リリース

六層連動操法《ろくそうれんどうそうほう》

著者　沖倉国悦《おきくらくによし》

2021年3月31日　初版発行

発行者　磐﨑文彰

発行所　株式会社かざひの文庫
〒110-0002　東京都台東区上野桜木2-16-21
電話／FAX 03(6322)3231
e-mail:company@kazahinobunko.com　http://www.kazahinobunko.com

発売元　太陽出版
〒113-0033　東京都文京区本郷4-1-14
電話03(3814)0471　FAX 03(3814)2366
e-mail:info@taiyoshuppan.net　http://www.taiyoshuppan.net

印刷・製本　モリモト印刷
構成・編集　伊集院尚子／株式会社STAR CREATIONS
協力　地家ひかる／株式会社ウィンキューブホールディングス
イラスト　光本俊司
装丁　重原 隆
DTP　KM-Factory

ISBN978-4-86723-030-5